Samuel Hahnemann

Versuch über ein neues Prinzip zur Auffindung der Heilkräfte der Arzneisubstanzen

Samuel Hahnemann: Versuch über ein neues Prinzip zur Auffindung der Heilkräfte der Arzneisubstanzen

Berliner Ausgabe, 2014, 3. Auflage
Vollständiger, durchgesehener Neusatz bearbeitet und eingerichtet von Michael Holzinger

Erschienen 1796 in Band 2 von Hufelands »Journal der practischen Arzneykunde und Wundarzneykunst«. Hier in der Ausgabe des Erstdrucks: Jena (Academische Buchhandlung) 1796.

Textgrundlage ist die Ausgabe:
Samuel Hahnemann: Versuch über ein neues Prinzip zur Auffindung der Heilkräfte der Arzneisubstanzen, nebst einigen Blicken auf die bisherigen. In: Journal der practischen Arzneykunde und Wundarzneykunst, hrsg. v. C.W. Hufeland, Zweyter Band, Jena: Academische Buchhandlung, 1796, S. 391–439, S. 466–561.

Herausgeber der Reihe: Michael Holzinger
Reihengestaltung: Viktor Harvion

Gesetzt aus Minion Pro, 11 pt

I. Versuch über ein neues Prinzip zur Auffindung der Heilkräfte der Arzneisubstanzen, nebst einigen Blicken auf die bisherigen.

Zu Anfange dieses Jahrhunderts that man, vorzüglich die Akademie der Wissenschaften zu Paris, der Scheidekunst die unverdiente Ehre an, sie als Entdeckerin der Heilkräfte der Arzneien, vorzüglich der Pflanzen, in Versuchung zu führen. Man trieb die Pflanzen in Destillirgefässen gewöhnlich ohne Wasser, mit Feuergewalt und erzwang dadurch – aus den giftigsten wie aus den unschuldigsten – ziemlich einerley Produkte. Wasser, Säure, brenzliche Oele, Kohle – und, aus dieser Laugensalz; immer von einer Art. Man verschwendete grosse Summen über dieser Pflanzenzerstörung, ehe man einsahe, dass man auf diesem Wege keine wesentlichen Bestandtheile der Vegetabilien ziehen, am wenigsten aber aus diesen Feuerproben auf die Heilkräfte der Pflanzen schliessen könne. Diese fast ein halbes Jahrhundert hindurch mit verschiednen Abwechselungen getriebne Thorheit machte allmählig auf die, über chemische Kunst und ihre Gränzen indess erhelleteren, Augen der neuern Aerzte einen so widrigen Eindruck, dass sie zu der gegenseitigen Behauptung fast mit Einer Stimme übergingen, und der Chemie allen Werth bei Entdeckung der Heilkräfte der Arzneien, und der Ausfindung von Hülfsmitteln gegen Beschwerden des menschlichen Körpers absprachen.

Hierin gingen sie aber offenbar zu weit. So wenig ich dieser Kunst einen allgemeinen Einfluss auf die Materia medica einräumen werde, so kann ich doch nicht unberührt lassen, dass man ihr einige wichtige Entdeckungen in dieser Absicht zu danken habe, und was sie etwa künftig noch dafür thun könne.

Die Scheidekunst sagte dem Arzte, der ein Palliativmittel wider die Beschwerden von krankhafter Säure im Magen suchte, dass die Laugensalze und einige Erden Heilkraft dagegen besässen. – Es waren verschluckte Gifte im Magen zu zerstören; der Arzt verlangte von der Chemie, solche Gegenmittel darzureichen, die jene schnell zerstörten, ehe sie den Speisekanal und die ganze Maschine zerstörten. Nur die Chemie konnte ihm Auskunft geben, dass in den Laugensalzen und der Seife das Gegenmittel der sauern Gifte, des Vitriolöls, der Salpetersäure, des Arseniks, so wie der giftigen Metallsalze – dass in den Säuren das Gegengift der Laugensalze, des gebrannten Kalkes, u.s.w. liege, und dass überhaupt zur schnellen Zähmung aller Metallgifte der Schwefel, die Schwefelleber, vorzüglich aber die Schwefelleberluft wirksam sei.

In Höhlen des menschlichen Körpers gerathenes Blei und Zinn lehrte sie durch lebendiges Quecksilber ausleeren, verschlucktes Eisen durch Säuren und verschlucktes Glas und Kieselsteine durch Flussspat – und Phosphorsäure auflösen, so wie leztere es im Magen der Hüner thut.

Die Chemie stellte die Lebensluft in ihrer Reinheit dar, und da der Physiologe und Kliniker ihre besondre, Lebenskraft erhaltende und erhöhende, Kraft wahrnahm, zeigte sie, dass ein Theil dieser Kraft in dem so grossen spezifischen Wärmestoffe dieser Luft enthalten sei, und lieferte dann diese Luft, was die therapeutische Materia medica, und die Erfahrung am Krankenbette nicht vermochte, aus einer Menge Quellen in immer grössrer Reinigkeit.

An Luftsäure Erstickten konnte nur die Chemie ein Hülfsmittel ausfindig machen an den Dünsten des kaustisch-flüchtigen Laugensalzes.

Was wollte wohl die Galenische Schule in die Lungen der von Kohlendunst Erstickten Hülfreiches einblasen, wenn die Chemie nicht das wahre Hülfsmittel dargereicht hätte – die einzublasende Lebensluft als den zweiten Bestandtheil der Athemluft?

Selbst den Resten der Gifte in den zweyten Wegen wusste sie ein Zerstörungsmittel auszufinden an der Schwefelleberluft, in Getränken und Bädern angebracht.

Wer lehrte die vor Auflebung der Chemie oft unbezwinglichen, eine Menge der schwierigsten Krankheiten erzeugenden Gallensteine auflösen? (mit Salpeteräther und Potaschessigsalz) wer anders ab die Scheidekunst?

Wer anders als die Chemie ward seit Jahrhunderten von der Heilkunde um ein Mittel wider den Blasenstein befragt? Ob mit Erfolge? Diess lag an dem Befragenden. Indess hat sie doch mehr als nichts dagegen gethan, da sie die mit Luftsäure übersättigte Laugensalzauflösung in Vorschlag brachte. Sie wird noch ein gewisseres Heilmittel im Gebrauche der *Phosphorsäure* erfinden. Sollen alle mögliche vorhandne Arzneimittel zur Probe auf Brüste gelegt werden, welche geronnene Milch schmerzhaft macht? Dies wäre ein unübersehlicher, vergeblicher Weg. Die Scheidekunst weiss durch Umschläge von flüchtigem Laugensalze ein wahres Heilmittel anzugeben, was geronnene Milch wieder flüssig macht.

Die chemischen Versuche mit Columbowurzel und verdorbner Galle zeigten, dass jenes Gewächs ein Verbesserungsmittel verdorbner Galle im menschlichen Körper seyn müsse, und die arzneiliche Erfahrung hat die Richtigkeit des chemischen Schlusses eingesehn.

Will die Therapie wissen, ob ein neues Heilmittel das Blut erhitze, so giebt die Destillation mit Wasser durch Entscheidung der Gegenwart oder des Mangels eines ätherischen Oels die Antwort, die wenigen Ausnahmen abgerechnet.

Die Praxis kann durch ihre sinnlichen Merkmale oft gar nicht erkennen, ob ein Gewächs etwas Zusammenziehendes enthalte. Die Chemie entdeckt das, in der Praxis oft nicht gleichgültige, zusammenziehende Wesen, und selbst seine Grade durch Eisenvitriol.

Die Diätetik weiss nicht, ob ein neues Gewächs etwas Nahrhaftes enthält. Die Chemie zeigts durch Ausziehung des Gewächsleims, und des Stärkemehls, und kann die Grade seiner Nahrhaftigkeit durch die Menge dieser Stoffe anzeigen.

Wo auch die Chemie nicht direkte die Heilkräfte angeben kann, thut sie's doch indirekte, wenn sie die aus Mischungen entstehende Unkräftigkeit vor sich wirksamer Arzneien, oder die Schädlichkeit der Vermischung vor sich unschuldiger Mittel anzeigt. Sie verbietet, wenn man durch Brechweinstein Ausleerung von oben erregen will, Substanzen zuzusetzen, welche Galläpfelsäure enthalten, die ihn zersetzt; sie verbietet Kalkwasser zu trinken, wo man Nutzen von den zusammenziehenden Theilen der Chinarinde erwartet, die durch jenes zerstört werden; sie verbietet, um nicht eine Dinte zu bereiten, China und Eisen zusammen in einem Getränke anzubringen; sie verbietet das Goulardische Wasser durch Zusatz von Alaun kraftlos zu machen; sie verbietet die Zumischung irgend einer Säure zu den laxirenden, Säure der ersten Wege hebenden Mittelsalzen, welche Weinsteinrahm zur Grundlage haben; sie verbietet die sonst unschuldigen Dinge, schweisstreibenden Spiesglanz (vorzüglich alten) und Weinsteinrahm, durch Mischung zum Gifte zu machen; sie verwirft bei Milchdiät den Gebrauch der vegetabilischen Säuren (die einen unauflöslichen Käse bilden) und verweiset, wenn Säuren dabei nöthig sind, auf die Vitriolsäure.

Sie kennt die Zeichen der trüglichen Verfälschung der Arzneimittel, zieht den giftigen Aezsublimat aus dem Kalomel, und lehrt diesen von dem ihm im Aeussern so ähnlichen, giftigen, weissen Präzipitat unterscheiden.

Doch es mag an diesen wenigen Beispielen genug seyn, die Ausschliesung der Chemie von der Entdeckung der Heilkräfte der Arzneien zu widerlegen. Dass man aber die Chemie nicht über Arzneykräfte zu Rathe ziehe, welche nicht auf unmittelbar zu verändernde schädliche Substanzen im menschlichen Körper, sondern auf Veränderungen gehen, wo die Verrichtungen der thierischen Haushaltung erst mitwirken sollen, beweisen unter andern die Versuche mit den antiseptischen Mitteln, von denen man wähnte, sie würden in der Säftmasse gerade die fäulnisswidrige Kraft beweisen, als sie in der chemischen Phiole thaten. Aber die Erfahrung zeigte z.B. dass der, ausser dem Körper so sehr fäulnisswidrige Salpeter im faulen Fieber und in brandiger Disposition gerade das Gegentheil thue, aus dem nicht hieher gehörigen Grunde, weil er die Lebenskraft schwächt. Oder wollte man faulige Stoffe im Magen damit bessern? Diese nimmt ein Brechmittel sicherer hinweg.

Weit schlimmer haben diejenigen die Materia medica berathen, welche einen Weg zur Ausfindung der Heilkräfte in der *Zumischung der unbekannten Arzneien zu dem aus der Ader gelassenen Blute* suchten, um zu sehen, ob das Blut heller oder dunkler, flüssiger oder gerinnbarer werde. Gleich als ob wir die Arzneien zu dem Blute in der Ader unmittelbar bringen könnten, als sie in ihrer Probeschale thun! Gleich als ob die Arzneien nicht erst unglaubliche Aenderungen im Verdauungskanale erleiden müssten, ehe sie (und immer noch erst durch einige Umwege) ins Blut gelangen könnten! Wie verschiedenes Ansehn erhält nicht das aus der Ader gelassene Blut schon vor sich, je nachdem es aus einem erhitzten oder ruhigern Körper, aus einer kleinen oder grössern Aderöffnung, im Sprunge oder tröpfelnd, in einem kalten oder warmen Zimmer, in ein flaches oder enges Gefäss gelassen wird?

Doch solche kleinliche Erforschungswege der Arzneiheilkräfte tragen schon selbst das Gepräge ihrer Nichtigkeit an sich.

Selbst die *Einspritzung der Arzneimittel in die Adern der Thiere* ist aus eben dieser Ursache eine sehr heterogene und unsichre Methode. Nur eines einzigen Umstandes zu gedenken, so bringt ein Theelöffel konzentrirtes Lorberkirschwasser ein Kaninchen fast gewiss ums Leben, wenn es in den Magen kömmt, in die Drosselader eingespritzt aber zeigt es keine Veränderung; das Thier bleibt munter und wohl.

So wird dann aber wohl die *Einflössung in den Mund der Thiere* etwas Gewisses über ihre arzneilichen Wirkungen lehren? Bei weitem nicht! Wie sehr weicht nicht ihr Körper von dem unsrigen ab! Eine grosse Menge Krähenaugen verträgt ein Schwein ohne Schaden, und von 15 Gran sind schon Menschen gestorben. Ein Hund vertrug eine Unze frische Blätter, Blüthen und Saamen von Napellsturmhut, welcher Mensch würde nicht davon sterben? Die Pferde fressen das trockne Kraut davon ohne Schaden. So tödlich für Menschen auch die Taxusblätter sind, so werden doch Hausthiere davon fett. Und wie kann man auch Schlüsse von den Wirkungen der Arzneien bei Thieren auf die Wirkungen bei Menschen machen, da sie oft so sehr selbst unter den Thieren von einander abweichen? Den Magen eines mit Napellsturmhut getödeten Wolfs fand man entzündet, den einer grossen und einer kleinen Katze aber nicht, ob sie gleich ebenfalls damit getödet worden waren. Was lässt sich daraus schliessen? Gewiss nicht viel, wenn ich auch nicht sagen wollte, nichts. – Wenigstens ist so viel gewiss, dass die feinern innern Aenderungen und Empfindungen, die der Mensch durch Worte ausdrücken kann, bei Thieren ganz wegfallen.

Um zu prüfen, ob eine Substanz sehr heftige oder gefährliche Wirkungen hervorbringe, das lässt sich im allgemeinen wohl (bei Versuchen an mehrern Thieren zugleich) wahrnehmen, auch wohl etwas in die Sinne fallendes, allgemeines von Wirkungen auf Bewegung der Glieder, Kälte oder Hitze, Oeffnung von oben oder unten u.d. gl. aber etwas Zusammenhängendes, Entscheidendes nie, was Einfluss auf die Beurtheilung der eigentlichen Heilkraft des Mittels bei Menschen haben könnte. Dazu sind solche Versuche zu dunkel, zu roh, und, wenn ich so sagen darf, zu plump.

Da die erwähnten Erforschungsquellen der Heilkräfte der Arzneien so leicht versiegten, so dachte der Systematiker der Arzneimittellehre auf andre, wie ihm dünkte, sichrerer Art. Er suchte sie in den Arzneisubstanzen selbst auf, er wähnte da Winke zu finden, die ihn leiten sollten. Er bedachte aber nicht, dass die *sinnlichen äussern Merkmale* derselben oft sehr trüglich sind, so trüglich, als die Physiognomik bei Errathung der Herzensmeinungen.

Die Lurida sind bei weitem nicht immer giftig, so wenig im Gegentheile die angenehmen Farben der Pflanzen etwas für ihre Unschuld beweisen. Auch die speziellern Eigenschaften der Droguen, von denen Geruch und Geschmack urtheilen kann, können keine zuverlässigen Schlüsse bei noch unversuchten Substanzen erlauben. So wenig ich diesen beiden Sinnen ihre Brauchbarkeit zur Bestätigung schon aus andern Gründen bekannter oder vermuthlicher Arzneitugenden absprechen will, so viel Behutsamkeit rathe ich auf der andern Seite denen an, welche nach ihnen allein Urtheile fällen wollen. Soll das bittere Grundwesen den Magen stärken, warum schwächt ihn die Squille? Sollen die bitter aromatischen Substanzen erhitzen, warum vermindert der Sumpfporst die Lebenswärme in so hohem Grade? Wenn nur diejenigen Gewächse, die mit Eisenvitriol Dinte geben, adstringirend seyn sollen, warum giebt das höchst zusammenziehende Wesen in den Quitten, den Mispeln u.s.w. keine Dinte?

Soll der adstringirende Geschmack einen Stärkungsstoff anzeigen, warum erregt der Zinkvitriol Erbrechen? Sind die Säuren fäulnisswidrig, warum bewirkt der Arsenik eine so schnelle Fäulniss in den damit vergifteten Körpern? Ist das Süsse etwa auch im Bleizucker nahrhaft? Sind ätherische Oele und das, was feurig auf der Zunge schmeckt, auch für das Blut erhitzend, warum thun der Aether, der Kampher, das Kajeputöl, das Pfeffermünzöl, und das ätherische Oel der bittern Mandeln und der Lorberkirsche das Gegentheil? Erwartet man von den giftigen

Pflanzen einen widrigen Geruch, warum ist er so unbedeutend in Napellsturmhut, der Belladonna, und dem Fingerhute, warum so unmerklich in den Krähenaugen, der Gummigutte? Erwartet man von den giftigen Pflanzen einen widrigen Geschmack, warum ist der so äusserst schnell tödliche Saft der Wurzel der Iatropha Manihot blos süsslicht und nicht im mindesten scharf? Wenn die ausgepressten, fetten Oele oft schmeidigend sind, folgt daraus, dass sie es alle sind, etwa auch das inflammatorische aus dem Saamen der Iatropha Curcas gepresste? Sollen die Substanzen, welche wenig oder keinen Geruch und Geschmack haben, ohne Arzneikraft seyn, wie stimmt das mit der Ipekakuanhe, dem Brechweinstein, dem Viperngifte, der Stickluft und der kräftigen Lopezwurzel überein? Wer will die Zaunrübe für ein Nahrungsmittel aus dem Grunde ansehn, weil sie viel Stärkemehl enthält?

Vielleicht erlaubt aber *die botanische Verwandschaft* einen sichern Schluss auf die Aehnlichkeit der Wirkung! Sie erlaubt ihn eben so wenig, als viele Ausnahmen von entgegengesetzten oder doch sehr abweichenden Kräften in einer und derselben Pflanzenfamilie und in den meisten derselben es giebt. Wir wollen das vollkommenste *natürliche System,* das Murrayische, zum Grunde legen.

In der Familie der Coniferae giebt die innere Binde der *Kienfichte* (Pinus sylvestris) den nördlichsten Völkern eine Art Brod, während die Rinde des *Beereibenbaums* (Taxus baccifera) den Tod giebt. – Wie kömmt die brennende Wurzel der *Bertramkamille* (Anthemis Pyrethrum) mit dem tödlich kältenden *Giftlattich* (Lactuca virosa), so wie das Erbrechen erregende *Speykreuzkraut* (Senecio vulgaris) mit der milden *Skorzonere,* die kraftlose *Sand-Rainblume (Gnaphalium arenarium)* mit dem heroischen *Fallkrautwohlverlei* (Arnica montana) in Eine Familie (der Compositae)? – Hat wohl die purgirende *Strauchkugelblume* (Globularia Alypum) etwas mit der unkräftigen *Statice* in der Familie Aggregatae gemein? – Lässt sich von der *Zuckerwurzel* (Sium Sisarum) etwas ähnliches als von der Wurzel der giftigen *Nebendolde* (Oenanthe) oder des *Giftwütherichs* (Cicuta virosa) erwarten, weil sie zusammen in der Schirmfamilie stehen? – Hat wohl (in der Familie hederaceae) der gar nicht unschuldige

Ewigepheu (Hedera Helix) mehr Aehnlichkeit mit der *Edelweinrebe* (Vitis vinifera) als etwa im äussern Wuchse? – Wie kömmt der kraftlose *Brusch* (Ruscus) mit dem betäubenden *Kockelmendsaamen* (Menispermum Cocculus), dem erhitzenden *Osterluzey* (Aristolochia) und dem *Brechhaselkraute* (Afarum europaeum) in Eine Familie (der Sarmen taceae)? – Lässt sich vom *Klebmeyer* (Galium Aparine) etwas ähnliches als von der oft tödlichen Spigelia marylandica erwarten weil sie beide unter den Stellatae stehen? – Welche Aehnlichkeit der Wirkung findet man zwischen der *Melone* (Cucumis Melo) und der *Eselspringgurke* (Momordica Elaterium) aus derselben Familie Cucurbitaceae? – Und nun in der Familie Solanaceae, wie paaret sich die schmacklose *Königskerze* (Verbascum Thapsus) mit der brennenden *Sommerbeissbeere* (Capsicum annuum) oder der die ersten Wege krampfende *Tabak* mit den die natürlichen Bewegungen des Darmkanals hemmenden *Krähenaugen* (Strychnos Nux vomica)? – Wie will man das unarzneiliche *Bärwinkelsingrün* (Vinca pervinca) neben dem betäubenden *Unholdoleander* (Nerium oleander) stellen in der Familie Contortae? – Wirkt der wässerige *Pfennigweiderich* (Lysimachia Numularia) der *Fieberkleeblume* (Menyanthes trifoliata) ähnlich, oder die unkräftige *Primelschlüsselblume* (Primula veris) dem drastischen *Erdscheibeschweinsbrode* (Cyclamen europaeum) in der Familie Rotaceae? – Lässt sich von den Eigenschaften der die Harnwege stärkenden *Sandbeerbärentraube* (Arbutus Uvaursi) auf die des erhitzend betäubenden *Schneerosegichtstrauchs* (Rhododendron Chrysanthum) in der Familie Bicornes schliessen? – Ist in den Verticillatae die kaum etwas adstringirende *Gottheilbraunelle* (Prunella vulgaris) und der unschuldige *Kukukgünsel* (Ajuga pyramidalis) mit dem ätherischen *Katzengamander* (Teucrium Marum) oder dem feurigen *Kreterdost* (Origanum creticum) nur in irgend einem Betrachte zu vergleichen? – Wie ist der *Taubenkrauteiserich* (Verbena officinalis) mit dem heftigen *Wildaurin* (Gratiola officinalis) an Kräften verwandt in der Familie Personatae? – Wie weit entfernt sich die Glycyrrhiza von der Geoffroya in der Wirkung, obgleich in derselben Familie Papilionaceae? – In welcher Parallele stehen in der Familie Lomentaceae die Eigenschaften der *Soodbrodkarobe* (Ceratonia Siliqua) mit denen des *Taubenkropferdrauchs*

(Fumaria officinalis), des *Senegawamsels* (Polygala Senega) oder des *Perubalsambaums* (Myroxylon peruiferum)? – Oder gleichen sie etwa der *Garteneichel* (Nigella sativa) und die *Gartenraute* (Ruta graveolens), die *Pfingstrosenpäone* (Paeonia officinalis) und der *Gifthahnefuss* (Ranunculus sceleratus) auch nur im mindesten an Kräften, obgleich allesamt aus der Familie Multisiliquae? – Den *Filipendelwedel* (Spiraea Filipendula) und die *Rothheiltormentille* (Tormentilla erecta) vereinigt die Familie *Senticosae* und doch, wie unähnlich an Eigenschaften? – Der *Johannisbeerribes* (Ribes rubrum) und die *Lorberkirsche* (Prunus laurocerasus), der *Vogelbeerspierling* (Sorbus acuparia) und die *Pfirschmandel* (Amygdalus persica), wie ungleich an Kräften, und doch in derselben Familie Pomaceae! – Die Familie Succulentae vereinigt die *Mauerpfefferfetthenne* (Sedum acre) und den *Gemüssportulak* (Portulaca oleracea), gewiss nicht wegen ähnlicher Wirkungen! – Wie kömmt der *Storchschnabel* mit dem *Purgirlein* (Linum catharticum), der *Sauerkleelujel* (Oxalis acetosella) mit der *Bitterquassie* (Quassia amara) in eine und dieselbe Familie? doch nicht wegen Aehnlichkeit der Kräfte? – Wie ungleichartig an Arzneikraft sind alle die Glieder der Familie Ascyroideae! – und die der Dumosae! – und die der Trihilatae! – In der Familie Tricoccae, was hat da die fressende *Euphorbenwolfsmilch* (Euphorbia officinalis) mit dem für die Nerven nicht gleichgültigen *Buchsbaum* (Buxus sempervirens) für Gemeinschaft? – Das unschmackhafte *Glattbruchkraut* (Herniaria glabra), die scharfe *Kermesphytolacke* (Phytolacca decandra), der erquickende *Ambergänsefuss* (Chenopodium ambrosioides) und der brennende *Wasserpfefferknöterich* (Polygonum hydropiper), welche Gesellschaft (in der Familie Oleraceae)! – Wie ungleich wirkend sind die Scabridae! – Was soll die blos schleimig milde *Weisslilie* (Lilium candidum) neben dem *Knoblauch* (Allium sativum) oder die *Meerzwiebel* (Scilla maritima), was der *Essspargel* (Asparagus officinalis) neben der giftigen *Weissnieswurzel* (Veratrum album) in der Familie Liliaceae? –

Ich bin weit entfernt, zu verkennen, wie viel wichtige Winke gleichwohl das natürliche System dem philosophischen Arzneimittellehrer geben kann, und der den Beruf fühlt, neue Arzneimittel aufzufinden, aber diese Winke helfen doch nur entweder schon bekannte Thatsachen bestätigen, und kommentiren, oder sie vereinigen sich bei noch unversuchten Pflanzen erst zu hypothetischen Muthmassungen, denen noch viel an einer der Zuverlässigkeit sich nähernden Wahrscheinlichkeit abgeht.

Doch wie will man durchgängige Wirkungsähnlichkeit bei Pflanzengruppen erwarten, die oft nur nach kleinen äusserlichen Aehnlichkeiten in dem sogenannten natürlichen Systeme zusammengestellt sind, da selbst weit näher mit einander verwandte Gewächse, *Pflanzen Einer und derselben Gattung* sich zuweilen so ungleich an arzneilicher Wirkung sind. Die Arten der Gattung Impatiens, Serapias, Cytisus, Ranunculus, Calamus, Hibiscus, Prunus, Sedum, Cassia, Polygonum, Convallaria, Linum, Rhus, Seseli, Coriandrum, Aethusa, Sium, Angelica, Chenopodium, Asclepias, Solanum, Lolium, Allium, Chenopodium, Rhamnus, Amygdalus, Rubus, Delphinium, Sisymbrium, Polygala, Teucrium, Vaccinium, Cucumis, Apium, Pimpinella, Anethum, Scandix, Valeriana, Anthemis, Artemisia, Centaurea, Juniperus, Brassica mögen Beispiele seyn. Welcher Unterschied zwischen dem unschmackhaften *Zunderlöcherschwamm* (Boletus igniarius) und dem bittern, drastischen *Lerchenlöcherschwamm* (Boletus laricis), zwischen dem *Reiskerblätterschwamm* (Agaricus deliciosus) und dem *Fliegenblätterschwamm* (Agaricus muscarius), zwischen der holzigen *Steinflechte* (Lichen saxatilis) und der kräftigen *Isländerflechte* (Lichen islandicus)!

So gern ich auch zugebe, dass im Allgemeinen Aehnlichkeit der Wirkung weit öfterer bei Arten einer Gattung, als zwischen ganzen, gruppenweise im natürlichen System zusammengestellten Geschlechtern anzutreffen ist, und dass ein Schluss auf ersterm Wege weit mehr Aehnlichkeit vor sich habe, so drängt mich doch meine Ueberzeugung zu warnen, dass, wenn es auch noch soviel Geschlechter gäbe, deren Arten grosse Aehnlichkeit in ihren Wirkungen mit einander gemein hätten, uns die kleinere Zahl der sehr ungleich wirkenden doch sehr mistrauisch gegen diese Art zu schliessen machen müsse, da es hier keinem Fabrikversuche, sondern der wichtigsten und schwierigsten Angelegenheit des Menschen, der Gesundheit, gilt.[1]

Also, auch dieser Weg ist nicht als sichrer Grundsatz zur Ausmittelung der Arzneikräfte der Pflanzen zu befolgen.

Es bleibt uns nichts, als die *Erfahrung* am menschlichen Körper übrig. Aber welche Erfahrung? Die *ungefähre,* oder die *geflissentliche?*

Die meisten Tugenden der Arzneikörper sind, ich lege diess demüthigende Geständniss ab, durch *ungefähre, empirische Erfahrung* entdeckt werden, durch *Zufall,* oft durch Nichtärzte zuerst bemerkt. Dreiste, oft allzu dreiste Aerzte machten dann nach und nach Proben damit.

Ich bin gar nicht willens, diesem Entdeckungswege der Arzneikräfte seinen hohen Werth abzusprechen; die Sache redet von selbst. Aber für uns giebt es dabei nichts zu thun; Zufall schliesst allen Vorsatz, alle Selbstthätigkeit aus. Traurig ist der Gedanke, auf die Diskretion des Ungefährs, die immer eine Menge befährdete Menschenleben voraussetzt, die edelste, unentbehrlichste Kunst gebaut zu sehen. Reicht der Zufall solcher Entdeckungen zur Vervollkommnung der Arzneikunde, zur Ergänzung der Lücken hin? Von Jahr zu Jahr lernen wir neue Krankheiten, neue Wendungen und Verwickelungen von Krankheiten, neue Krankheitszustände kennen, haben wir nun keinen, mehr in unsrer Gewalt stehenden, Weg zur Auffindung der Hülfsmittel vor uns, als den der Zufall uns gestattet, so bleibt uns nichts übrig, als sie mit allgemeinen (dafür möchte ich oft wünschen, *gar keinen*) oder solchen Mitteln zu behandeln, die in uns ähnlich dünkenden Krankheiten, und ähnlich scheinenden

1 Um so bedenklicher wird der Schluss auf Wirkungsähnlichkeit zwischen Arten einer Gattung, da sogar eine und dieselbe Art, eine und dieselbe Pflanze in ihren verschiedenen Theilen zuweilen sehr abweichende Arzneikräfte zeigt. Wie sehr weicht der Mohnkopf vom Mohnsaamen, die aus den Blättern der Lerchenfichte schwitzende Manna von dem Lerchenterbenthin, der kühlende Kampher in der Wurzel des Zimmtlorbers von dem brennenden Zimmtöle, der adstringirende Saft in den Früchten verschiedner Mimosen von dem schmacklosen, aus ihrem Stamme dringenden Gummi, der ätzende Stengel des Gifthahnefuss von seiner milden Wurzel ab!

Krankheitszuständen sonst wohl dienlich geschienen haben. Wir verfehlen aber oft des Zwecks, weil eine veränderte Sache nicht dieselbige ist. Traurig sehen wir vor uns hin in die kommenden Jahrhunderte, wo ein eigenthümliches Heilmittel für diese besondre Krankheit, für diese besondre Krankheitswendung, für diesen besondern Umstand vom Zufall *vielleicht* entdeckt werden wird, wie für das reine Wechselfieber die Rinde, oder für die Lustseuche das Quecksilber.

Eine so prekäre Bildung der wichtigsten Wissenschaft, – wie etwa der Zusammenflug der Epikurischen Atome zur Weltentstehung – konnte des weisesten und gütigsten Menschenerhalters Wille nicht seyn. Es wäre sehr demüthigend für das erhabne Menschengeschlecht, wenn seine Erhaltung blos vom Zufalle abhangen sollte. Nein! es ist erquickend, zu denken, dass es für jede besondre Krankheit, jede eigentümliche Krankheitsverfassung eigenthümliche, direkt hülfreiche Mittel gebe, und auch Wege, sie *geflissentlich* ausfindig zu machen.

Wenn ich die *geflissentliche Ausfindung der uns noch fehlenden Arzneikräfte* nenne, so meyne ich nicht jene empirischen, gewöhnlich in Spitälern angestellten Proben, wo man bei dem oder jenen schwierigen, oft gar nicht genau beobachteten Falle, in welchem das Bekannte nicht helfen will, zu irgend einer, entweder überhaupt, oder doch bei diesem Umstande unversuchten Drogue greift, vom Gerathewohl und blinden Einfällen, oder doch von so sehr dunkeln Ahndungen geleitet, von denen man weder sich noch Andern Rechenschaft zu geben im Stande ist. Solche empirische Wagstücke sind, mit dem gelindesten Nahmen belegt, thörichtes Würfelspiel, wo nicht gar etwas noch schlimmeres.

Auch von den etwas rationellern Versuchen schon hie und da empirisch gegen diese oder jene Krankheitszustände obenhin gelobter, weiter aber nicht geprüfter Mittel in der Privatpraxis und in Spitälern rede ich hier nicht. Sie geschehen zwar auch, wenn nicht einige kunstmässige Gründe des Verfahrens zum Leitfaden genommen werden, zum Theil auf Gefahr der Gesundheit und des Lebens der Kranken, aber die Behutsamkeit und das praktische Genie des Arztes kann doch viel Unebnes seiner halbempirischen Unternehmungen wieder ins Geleise bringen.

Da wir schon eine grosse Menge Arzneimittel haben, von denen wir wohl sehen, dass sie wirksam sind, aber nicht recht wissen, was sie etwa für Krankheiten heben könnten, und wieder andre, die in genannten Krankheiten bald geholfen bald nichts geholfen haben, und von denen wir noch keine deutlichen Begriffe haben, wo sie genau und am rechten Orte anzupassen sind, so möchte es vor der Hand gar nicht nöthig seyn, den Arzneivorrath in der Zahl zu vermehren. Sehr wahrscheinlich lieget in den schon vorhandnen alle (oder doch beinahe alle) die Hülfe, die uns noch gebricht.

Ehe ich mich aber weiter erkläre, muss ich, mich zu verwahren, das Bekenntniss ablegen, dass ich für keine, so und so genannte Krankheit überhaupt mit allen den Ausdehnungen, Nebenzufällen und Abweichungen überladen, die man in Pathologien nur gar zu gern in ihren essentiellen Charakter, als unveräusserliche Pertinenzstücke, unvermerkt einzuschieben pflegt, ein durchgängig spezifisches Mittel erwarte, auch nicht glaube, dass es dergleichen geben könne. Nur die so grosse Einfachheit und Selbstständigkeit der Wechselfieber und der venerischen Krankheit konnten Gegenmittel finden, die sich in den Augen vieler Aerzte als spezifisch qualifizirten, da die Abweichungen in diesen Krankheiten weit seltner oder unbedeutender zu seyn pflegen, als in andern, folglich auch Rinde und Quecksilber weit helfen, als nicht helfen mussten. Aber spezifisch sind weder die Rinde im Wechselfieber weitläufigsten Verstandes,[2] noch das

2   Nur Schade, dass man nicht erfahre, *warum* z.B. von den etwa $^2/_{15}$ aller der sogenannten Wechselfieber, gegen die die Rinde nichts vermochte, drey Funfzehntel Krähenaugen, oder bittere Mandeln, andre Funfzehntel Mohnsaft, ein andres Funfzehntel Aderlass und noch ein andres Funfzehntel kleine Gaben Brechwurzel zur Heilung erforderten! Man begnügte sich zu sagen, »Rinde half nicht, aber Ignatzbohne half«; *warum?* das hören wir nicht deutlich. War es ein reines Wechselfieber, so musste die Rinde helfen; bei der Komplikation mit übermässiger Reitzbarkeit, vorzüglich der ersten Wege aber, war es kein reines Wechselfieber mehr, da konnte sie nicht helfen, da musste man *aus Gründen* Ignatzbohne, Krähenaugen oder bittre Mandeln, je nach dem verschiednen Körperzustande, zum Heilmittel oder zum Beimittel

Quecksilber in der venerischen Krankheit weitläuftigsten Verstandes; spezifisch aber vermuthlich in beiden Krankheiten, wenn sie einfach, rein und von aller Komplikation abgesondert genommen werden. Unsre grossen, erleuchteten Krankheitsbeobachter haben diese Wahrheit zur Gnüge eingesehn, als dass ich mich weitläuftiger hierüber auszulassen nöthig hätte.

Wenn ich nun durchaus leugne, dass es absolute Spezifika für einzelne Krankheiten gebe, nach der Ausdehnung, die ihnen die gewöhnliche Pathologie[3] anweiset, so glaube ich auf der andern Seite, überzeugt zu seyn, dass es soviel Spezifika giebt, als es verschiedne Zustände der einzelnen Krankheiten giebt, d.i. für die reine Krankheit Spezifika und für die Abweichungen und übrigen unnatürlichen Körperzustände besondre.

Wenn ich mich nicht irre, so hat die praktische Arzneikunde gewöhnlich drei Wege eingeschlagen, um den Beschwerden des menschlichen Körpers Heilmittel anzupassen.

wählen, und durfte und sollte sich gar nicht wundern, dass Rinde nicht half.

3   Noch ist die Geschichte der Krankheiten nicht so weit gediehen, dass man das Wesentliche von dem Zufälligen, das Eigenthümliche von dem Hinzutretenden, aus Idiosynkrasie, Lebensordnung, Leidenschaften, epidemischer Konstitution und mehrern andern äussern Umständen herrührenden Fremden gehörig abzusondern sich bemühet hätte. Oft glaubt man bei Beschreibung einer Krankheit ein in Eins zusammengezogenes Convolut von Krankengeschichten zu lesen, mit Verschweigung des Nahmens, des Orts, der Zeit, u.s.w. nicht wahren, abstrakt reinen, isolirten Krankheitscharakter, abgesondert von dem (etwa hinten an zu hängenden) Zufälligen. Nur die neuern sogenannten Nosologen haben dergleichen Fragmente gewagt; ihre Geschlechter sollen das seyn, was ich eigenthümlichen Charakter jeder Krankheit nenne, ihre Spezies aber die Zufälligkeiten.

Vor allen Dingen haben wir die Hauptkrankheit zu besorgen, die Abweichungen und Nebenzustände verlangen nur dann besondre Hülfe, wenn sie dringend, oder der Herstellung besonders hinderlich sind; sie verlangen die Haupthülfe, mit Hintansetzung der ursprünglichen Krankheit, wenn diese durch Uebergang ins Chronische unbedeutender und weniger dringend ist, jene aber sich allmählich zur Hauptkrankheit erhoben haben.

Der erste Weg, die Grundursachen der Uebel hinwegzunehmen oder zu zerstören, war der erhabenste, den sie betreten konnte. Alles Dichten und Trachten der besten Aerzte in allen Jahrhunderten ging auf diesen, der Würde der Kunst angemessensten Zweck. Es blieb aber immer, um mich eines spagyrischen Ausdrucks zu bedienen, bei Partikularen; den grossen Stein, die Kenntniss der Grundursachen aller Krankheiten, erlangten sie nie. Von den meisten Krankheiten werden sie auch der menschlichen Schwäche ewig verborgen bleiben. Indess, was man davon aus der Erfahrung aller Zeiten abstrahiren konnte, vereinigte man in der allgemeinen Therapie. So hob man bei langwierigen Magenkrampfe zuerst die allgemeine Körperschwäche, die Krämpfe vom Bandwurm besiegte man durch Tödung dieses Thieres, das Fieber von verdorbnem Mageninhalte vertrieb man durch kräftige Brechmittel, bei Verkältungskrankheiten stellte man die unterdrückte Ausdünstung her, und schnitt die Kugel aus, welche Wundfieber erregte. Dieser Zweck bleibt über alle Kritik erhaben, obgleich die Mittel dazu nicht immer die zweckmässigsten waren. Ich lasse diese königliche Strasse diessmahl zur Seite liegen, da mich jezt die übrigen beiden Wege, Arzneien anzuwenden, beschäftigen.

Auf dem *zweiten* Wege suchten sie die vorhandenen Symptomen durch *Arzneien* zu unterdrücken, *die eine gegenseitige Veränderung hervorbringen,* z.B. Verstopfung des Leibes durch Abführungsmittel, – entzündetes Blut durch Aderlässe, Kälte, Salpeter, – Säure im Magen durch Alkalien, – Schmerzen durch Mohnsaft. In akuten Krankheiten, welche, wenn wir die Hindernisse der Genesung auch nur auf einige Tage entfernt halten, die Natur grösstentheils selbst besiegt, oder, wenn wir es nicht können, unterliegt, in akuten Krankheiten, sage ich, sind diese Arzneianwendungen richtig, zweckmässig, hinreichend, so lange wir den oben erwähnten Stein der Weisen (die Kenntniss der Grundursache jeder Krankheit und ihrer Abhülfe) noch nicht besitzen, oder so lange wir kein schnell wirkendes Spezifikum haben, welches z.B. die Pockenansteckung gleich im Entstehen auslöscht. Ich würde in diesem Falle solche Mittel *temporelle* nennen.

Liegt aber die Grundursache der Krankheit und ihre direkte

Abhülfe am Tage, und wir bestreiten, dessen uneingedenk, die Symptomen doch blos durch Mittel dieser zweiten Art, oder setzen sie chronischen Krankheiten im Ernste entgegen, dann erhält diese Heilmethode (Beschwerden durch Mittel, die das Gegentheil wirken, zu bestreiten) den Nahmen der *palliativen* und wird verwerflich. Bei chronischen Krankheiten lindert sie nur anfänglich, in der Folge sind stärkere Gaben solcher Mittel nöthig, die die Hauptkrankheit nicht heben können, und so schaden sie um desto mehr, je länger sie in Ausübung gebracht werden, aus Gründen, die weiter unten vorkommen.

Ich weiss zwar wohl, dass man noch immer habituelle Neigung zu Leibesverstopfung durch fleissige Aloemittel und Laxirsalze zu heben unternimmt; aber mit welchem widrigen Erfolge! Ich weiss wohl, dass man die chronischen Blutaufwallungen hysterischer, kachektischer und hypochondrischer Personen noch immer durch wiederhohlte, obschon kleine Aderlässe, Salpeterpulver und dergl. zu dämpfen sich bemüht; aber mit welchem widrigen Erfolge! Den Stubensitzern verordnet man gegen ihre chronischen Magenbeschwerden mit sauerm Aufstossen begleitet, noch immer Bittersalzerde fortgesetzt zu gebrauchen; aber mit welchem widrigen Erfolge! Chronische Schmerzen irgend einer Art sucht man noch immer durch fortgesetzte Mohnsaftmittel zu tilgen; aber mit welchem widrigen Erfolge! Und wenn der grössre Theil meiner ärztlichen Zeitgenossen noch dieser Methode anhiengen; ich fürchte doch nicht, sie palliativ, schädlich, verderblich zu nennen.

Ich bitte meine Mitbrüder, diesen Weg (Contraria contrariis) bei chronischen, auch schon den eben ins Chronische ausartenden akuten Krankheiten zu verlassen; er ist der unrichtige, ein Holzweg im dunkeln Haine, der sich an Abgründen verliert. Ihn hält der stolze Empiriker für die gebahnte Heerstrasse, und brüstet sich mit der elenden Macht, etliche Stunden lindern zu können, unbekümmert, ob das Uebel unter dieser Tünche tiefere Wurzel fasst.

Doch ich brauche als Warner hier nicht allein zu stehen. Die bessern, einsichtsvollern und gewissenhaftern Aerzte haben in chronischen und ins Chronische ausartenden akuten Krankheiten von Zeit zu Zeit (auf einem *dritten* Wege) nach Mitteln gegriffen, die nicht die Symptomen vermänteln sollten, sondern die das Uebel aus dem Grunde hüben, mit einem Worte, nach *spezifischen* Mitteln; das wünschenswertheste, löblichste Beginnen, was sich nur denken lässt. Sie versuchten so z.B. die Arnika in der Ruhr, und fanden sie in einigen Fällen spezifisch hülfreich.

Aber welcher Führer leitete sie, welche Gründe bestimmten sie, solche Mittel zu versuchen? Leider! nur Vorgang vom empirischen Hazardspiele, von Hausmittelpraxis, Fällen des Zufalls, wo man diese Substanzen von ungefähr bei dieser oder jener Krankheit hülfreich fand, oft nur in besondern, unbemerkten Kombinationen, die vielleicht wohl nie wieder vorkommen, zuweilen in reinen einfachen Krankheiten.

Gewiss es wäre Schade, wenn nur Zufall und empirisches Apropos uns bei der Ausfindung und Anwendung der eigentlichen, wahren Heilmittel chronischer Krankheiten, die gewiss die grössere Zahl der menschlichen Beschwerden ausmachen, leiten müsste.

Die Wirkungen der Heilmittel zu erforschen, um sie den Körperbeschwerden anzupassen, sollte man so wenig wie möglich sich auf den Zufall verlassen, sondern so rationell und geflissentlich zu Werke gehen als nur möglich. Wir haben gesehn, dass zu letzterm Behufe die Beihülfe der Chemie noch mangelhaft ist und mit Behutsamkeit zu Rathe gezogen werden muss – dass die Aehnlichkeit der Pflanzengattungen im natürlichen Systeme, so wie die Aehnlichkeit der Arten einer Gattung, nur entfernte Winke geben, – dass die sinnlichen Eigenschaften der Arzneikörper nur etwas ganz Allgemeines lehren, was durch viele Ausnahmen beschränkt wird – dass die Veränderungen des aus der Ader gelassenen Blutes von der Beimischung der Arzneien nichts lehren – und dass die Einspritzung der letztern in die Adern der Thiere, so wie die Erfolge an Thieren, wenn man ihnen die Arznei zum Versuche eingiebt, ein viel zu rohes Verfahren sei, als dass man die feinen Wirkungen der Heilmittel daraus beurtheilen könnte.

Es bleibt uns nichts übrig, als die zu erforschenden Arzneien am menschlichen Körper selbst zu versuchen. Diese Notwendigkeit sahe man an allen Zeiten ein, aber man betrat gewöhnlich den falschen Weg, indem man sie blos, wie oben gedacht, empirisch und auf Gerathewohl gleich in Krankheiten anwendete. Die Gegenwirkung des kranken Körpers aber auf ein noch nicht, oder noch nicht gehörig geprüftes Mittel giebt so intrikate Erscheinungen, dass ihre Beurtheilung für den scharfsinnigsten Arzt zu schwer ist. Es erfolgt nichts, oder es erfolgen Verschlimmerungen, Veränderungen, Besserung, Genesung, Tod – ohne dass das grösste praktische Genie errathen könnte, welchen Antheil der kranke Körper oder das Mittel (in der zu grossen, mässigen oder allzu kleinen Gabe?) an diesen Resultaten habe. Sie lehren nichts und verleiten zu falschen Muthmassungen. Die Alltagsärzte verschwiegen den erfolgten Schaden, sie merkten nur mit einem Worte den Nahmen der (oft mit einer andern verwechselten) Krankheit an, wo das und jenes geholfen zu haben schien, und so entstanden die unnützen und schädlichen *Schröder, Rutty, Zorn, Chomel, Pomet* u.s.w., in deren dicken Büchern man eine ungeheure Menge grösstentheils unkräftiger Arzneien findet, deren jede diese und noch zehn und zwanzig andre Krankheiten aus dem Grunde geheilt haben soll.[4]

Der wahre Arzt, den die Vervollkommnung seiner Kunst am Herzen liegt, kann keine andern Nachrichten von Arzneien brauchen, als:

Erstens, *welche reine Wirkung bringt eine jede vor sich in dieser und jener Gabe im gesunden menschlichen Körper hervor?*

Zweitens, *was lehren die Beobachtungen ihrer Wirkung in dieser oder jener, einfachen oder verwickelten Krankheit?*

Den letztern Zweck erreichen zum Theil die praktischen Schriften der besten Beobachter aller Jahrhunderte, besonders

---

4   Das Wunderbarste bei dieser Spezifikation der Tugenden einzelner Droquen bleibt für mich immer der Umstand, dass man die noch jezt die Arzneikunst difamirende Methode, mehrere Arzneien zugleich in Ein Rezept kunstmässig zu verflechten, zu den Zeiten erwähnter Männer so weit trieb, dass es selbst einem Oedipus unmöglich war, etwas von der Wirkung einem einzelnen Ingredienz des Mischmasches ausschliesslich zuzueignen, und dass man damals, *fast* noch seltner als jetzt, eine einzelne Droque als Arznei allein verordnete. Wie konnten nun aus einer so verwickelten Praxis die Kräfte der einzelnen Arzneien unterscheidbar hervorgehen?

der neuern Zeiten. In ihnen ist der bisher einzige Vorrath ächter Kenntniss der Kräfte der Arzneien in Krankheiten zerstreut enthalten, wo den genau beschriebnen Fällen die einfachsten Droquen angepasset, und treu erzählet worden, wo und in wiefern sie hülfreich, wo und in wiefern sie schädlich oder minder zuträglich gewesen (Wollte Gott! ihre Zahl wäre nicht so klein).

Da aber auch unter ihnen die Widersprüche so häufig vorkommen, dass der eine in diesem Falle verwirft, was der andre in einem ähnlichen vortreflich befunden haben will, so merkt man wohl, dass es uns noch an einer der Natur abgefragten Norm fehle, wornach wir den Werth und die Grade der Wahrheit ihrer Erfahrungen abwägen könnten.

Diese Norm, deucht mir, kann einzig aus den Wirkungen abstrahirt werden, die eine genannte Arzneisubstanz vor sich, in dieser und jener Gabe im gesunden menschlichen Körper hervorgebracht hat.

Dahin gehören die Geschichten von unvorsichtig oder unwissend verschluckten Arzneisubstanzen und Giften, und solchen, die man, um sie zu prüfen, mit Vorsatz selbst eingenommen, oder dazu bestimmten, sonst gesunden Menschen, Kapitalverbrechern, u.s.w. mit Fleiss eingegeben hat, zum Theil auch diejenigen, wo eine unrechte starkwirkende oder sonst in grosser Gabe ergriffene Substanz als Hausmittel, oder Arznei bey geringfügigen oder sonst leicht zu beurtheilenden Krankheiten gebraucht ward.

Eine vollständige Sammlung dieser Art Nachrichten mit Bemerkung der Grade der Glaubwürdigkeit ihrer Erzähler würde, wenn ich mich nicht sehr irre, der Grundkodex der Arzneimittelkunde, das heilige Buch ihrer Offenbahrung seyn.

In ihnen allein lässt sich die wahre Natur, die ächte Wirkung der Arzneisubstanzen *geflissentlich* entdecken, aus ihnen lässt sich errathen, welchen Krankheitsfällen sie mit Erfolg und Sicherheit anzupassen sind.

Weil es aber dann doch wohl noch an einem Schlüssel fehlen möchte, so bin ich hier vielleicht so glücklich, das Prinzip darzulegen, nach welchem man zu Werke gehen könnte, um zur Ausfüllung der Lücken in der Heilkunde und zu ihrer Vervollkommung allmählig für jedes, vorzüglich chronisches Uebel ein passendes spezifisches[5] Heilmittel aus dem bisher bekannten (und dem noch unbekannten) Arzneivorrathe *nach Gründen* heraus zu finden und nach Gründen anzupassen. Es beruht ungefähr auf Folgendem:

Jedes wirksame Arzneimittel erregt im menschlichen Körper eine Art von eigner Krankheit, eine desto eigenthümlichere, ausgezeichnetere und heftigere Krankheit, je wirksamer die Arznei ist.[6]

Man ahme der Natur nach, welche zuweilen eine chronische Krankheit durch eine andre hinzukommende heilt, *und wende in der zu heilenden* (vorzüglich chronischen) *Krankheit dasjenige Arzneimittel an, welches eine andre, möglichst ähnliche, künstliche Krankheit zu erregen im Stande ist,* und jene wird geheilet werden; Similia similibus.

Man darf nur die Krankheiten des menschlichen Körpers genau nach ihrem wesentlichen Charakter und ihren Zufälligkeiten auf der einen, und auf der andern Seite die reinen Wirkungen der Arzneimittel, das ist, den wesentlichen Charakter der von ihnen gewöhnlich erregten, spezifischen künstlichen Krankheit nebst den zufälligen Symptomen kennen, die von der Verschiedenheit der Gabe, der Form, u.s.w. herrühren und man wird, wenn man für die natürliche gegebene Krankheit ein Mittel auswählt, was eine möglichst ähnliche, künstliche Krankheit hervorbringt, die schwierigsten Krankheiten heilen können.[7]

5   Ich habe es in dieser Anhandlung grösstentheils mit Auffindung der permanent wirkenden spezifischen Heilmittel für (vorzüglich) chronische Krankheiten zu thun. Die, die Grundursache liebenden, und die temporell wirkenden Heilmittel für akute Krankheiten, welche in einigen Fällen den Nahmen Palliativmittel erhalten, lasse ich hier zur Seite liegen.

6   Die wirksamsten, spezifische Krankheit erregenden, folglich hülfreichsten Arzneien nennt der Laie *Gifte.*

7   Will man, wie der behutsame Arzt sollte, allmählich zu Werke gehen, so giebt man diess gewöhnliche Mittel nur in der Gabe, wo es die von ihr zu erwartende künstliche Krankheit kaum merkbar äussere (es wirkt denn doch vermöge seiner Neigung eine solche künstliche Krankheit zu erregen) und steigt allmählich in der Gabe, so dass man gewiss seyn kann, dass die beabsichtete innerliche Veränderung des Körpersystems kräftig genug erfolge,

Dieser Satz hat, ich gestehe es, so sehr das Ansehn einer unfruchtbaren, analytischen, allgemeinen Formel, dass ich eilen muss, ihn synthetisch zu erläutern. Vorerst aber noch einige Erinnerungen.

I. Die meisten Arzneien haben mehr als einerlei Wirkung, eine *direkte* anfängliche, welche allmählich in die zweite (ich nenne sie *indirekte* Nachwirkung) übergeht. Leztere ist gewöhnlich ein dem erstern gerade entgegengesezter Zustand.[8] So wirken die meisten Vegetabilien.

II. Nur wenige Arzneien machen hievon eine Ausnahme, und setzen ihre gleich anfängliche Wirkung ununterbrochen, aber gleichartig fort, doch in immer geringerm und geringerm Grade, bis nach einiger Zeit nichts mehr davon zu spüren, und die natürliche Körperbeschaffenheit wieder hergestellt ist. Von dieser Art sind die metallischen (und andre mineralische?) Arzneien, z.B. Arsenik, Quecksilber, Blei.

obgleich mit Aeusserungen, die den natürlichen Krankheitssymptomen an Heftigkeit weit nachstehen; so wird man gelind und sicher heilen. Will man aber, wenn sonst nur das Mittel zweckmässig und recht passend gewählt ist, schnell zu Werke gehen, so wird man auch auf diese Art, wiewohl mit einiger Lebensgefahr, seine Absicht gewiss erreichen und das bewirken, was unter Bauern zuweilen von Empirikern plumperweise geschieht, und was sie eine Wunder- und Pferdekur nennen – eine wohl Jahre alte Krankheit in wenigen Tagen heilen; ein Unternehmen, was wohl die Richtigkeit meines Grundsatzes, aber zugleich die Wagehälsigkeit des Unternehmers beweist.

8   Der Mohnsaft mag ein Beispiel geben. Eine furchtlose Gemüthserhebung, ein Gefühl von Kraft und hohem Muthe, ein gedankenreicher Frohsinn ist, bei einer gemäsigten Gabe, zum Theil die erste direkte Wirkung auf das innere Empfindungssystem: so wie sie aber, nach acht bis zwölf Stunden verraucht, entstehet allmählig die entgegengesetzte Körperstimmung, die indirekte Nachwirkung; es erfolgt Erschlaffung, Trübsinn, Diffidenz, Grämlichkeit, Unbesinnlichkeit, Unbehaglichkeit, Furcht.

III. Man passe auf eine chronische Krankheit ein ihr in seiner direkten anfänglichen Hauptwirkung sehr gleichendes Heilmittel an, die indirekte Nachwirkung ist dann zuweilen gerade die Körperstimmung, die man zu erzielen sucht, zuweilen aber (vorzüglich, wenn man in der Gabe gefehlt hat), entsteht in der Nachwirkung eine Verstimmung, auf einige Stunden, selten Tage. Eine etwas starke Gabe Bilsenkrautsaft hinterlässt leicht zur Nachwirkung eine grosse Furchtsamkeit; eine Verstimmung, die zuweilen erst nach mehrern Stunden vergeht. Ist sie lästig und man muss ihre Dauer verkürzen, so hilft eine kleine Gabe Mohnsaft spezifisch und fast augenblicklich; die Furcht ist weg. Mohnsaft wirkt hier freilich nur entgegengesetzt, und palliativ; aber es bedarf auch nur eines palliativen, und temporellen Mittels, um ein transitorisches Uebel auf immer zu unterdrücken, wie auch bei akuten Krankheiten der Fall ist.

IV. Die Palliativmittel schaden wahrscheinlich deshalb so sehr in chronischen Krankheiten, und machen sie hartnäckiger, indem sie nach ihrer ersten, den Symptomen entgegengesetzten Wirkung eine Nachwirkung zurücklassen, die dem Hauptübel ähnlich ist.

V. Je mehr krankhafte Symptomen die Arznei in ihrer direkten Wirkung erregt, welche mit den Symptomen der zu heilenden Krankheit überein stimmen, desto näher kömmt die künstliche Krankheit der zu entfernenden, desto gewisser ist man des guten Erfolgs.

VI. Da man fast als Axiom annehmen kann, dass die Symptomen der Nachwirkung denen der direkten Wirkung gerade entgegengesetzt sind, so ist es einem Meister der Kunst erlaubt, wo die Nachrichten von den Symptomen der direkten Wirkung mangelhaft sind, das Fehlende durch Schlüsse, d.i. das Entgegengesetzte der Nachwirkungssymptomen in Gedanken zu ergänzen, das Resultat aber nur als Beitrag, nicht als Grundpfeiler seiner Beschlüsse zu betrachten.

Nach diesen Vorerinnerungen gehe ich fort, meinen Grund-

satz, *dass man, um die wahren Heilkräfte einer Arznei für chro-*
nische Krankheiten auszufinden, auf die spezifische künstliche
Krankheit sehen müsse, die sie im menschlichen Körper zu erregen
pflegt, um sie dann einer sehr ähnlichen kränklichen Körperver-
fassung anzupassen, die gehoben werden soll – durch Beispiele zu
erläutern.

Auch der sehr ähnliche Satz, *dass man, um gewisse, chronische*
Krankheiten gründlich zu heben, sich nach Arzneien umsehen
müsse, die eine ähnliche, am besten sehr ähnliche, Krankheit im
menschlichen Körper zu erregen pflegen – wird dadurch ins Licht
gesetzt werden.

II. Versuch über ein neues Prinzip zur Auffindung der Heilkräfte der Arzneisubstanzen, nebst einigen Blicken auf die bisherigen.

(Fortsetzung.)

Ich habe in meinen Zusätzen zu *Cullen's* Arzneimittellehre schon angemerkt, dass die *Fieberrinde* in grossen Gaben bei empfindlichen, obgleich gesunden Personen einen wahren Fieberanfall errege, der dem eines Wechselfiebers sehr ähnlich sei, und deshalb *wahrscheinlich* lezteres überstimme und so heile. Jetzt setze ich nach reiferer Erfahrung hinzu: nicht nur wahrscheinlich, sondern *ganz gewiss*.

Ich sahe eine gesunde, empfindliche, zur Hälfte schwangere Person von straffer Fiber fünf Tropfen ätherisches Oel vom *Kamillmettram (Matricaria chamomilla)* gegen Wadenkrampf einnehmen. Die Gabe war viel zu stark für sie. Es entstand Unbesinnlichkeit; der Wadenkrampf vermehrte sich, es entstanden überhingehende Zuckungen an den Gliedmasen, in den Augenliedern, u.s.w. Eine Art hysterischer Bewegung über dem Nabel und Wehen, den Geburtswehen nicht unähnlich, nur lästiger, hielten mehrere Tage an. Es erklärt sich hieraus, warum der Kamillmettram so hülfreich in Nachwehen, in allzu grosser Beweglichkeit der Faser und in Hysterie befunden wird, wenn er in Gaben, worinn er nicht selbst dergleichen merklich erregen kann (also in weit kleinern, als die gedachte war) angewendet wird.

Ein mit Leibesverstopfung seit langer Zeit beschwerter, sonst nicht ungesunder Mann bekam von Zeit zu Zeit Anfälle von Schwindel, welche Wochen und Monate lang anhielten. Leib eröfnende Dinge halfen nichts. Ich gab ihm die Wurzel *vom Fallkrautwohlverleih (Arnica montana)* eine Woche lang, weil ich wusste, dass sie vor sich Schwindel bewirkt, in steigender Gabe mit erwünschtem Erfolge. Weil sie den Leib zu eröffnen pflegt, hielt sie während dem Gebrauche den Leib offen, durch gegenseitigen Effekt, als Palliativ; deshalb kam die Leibesverstopfung, nach beiseite gesetztem Gebrauche der Wurzel, wieder, der Schwindel war aber auf immer geheilt. – Diese Wurzel erregt, wie ich nebst Andern wahrgenommen, ausser andern Wirkungen, auch Uebelkeit, eine Unruhe, Aengstlichkeit, Verdrüsslichkeit, Kopfweh, Magendrücken, leeres Aufstossen, Leibschneiden, und öftere kleine Kothausleerungen mit Stuhlzwang. Diese Wirkung, nicht *Stollen's* Vorgang bestimmten mich, sie in einer ganz einfachen (gallichten) Ruhr anzuwenden. Die Zufälle derselben waren Unruhe, Aengstlichkeit, ausnehmende Verdrüsslichkeit, Kopfweh, Uebelkeit, eine völlige Geschmacklosigkeit aller Speisen, ranziger, bittrer Geschmack auf der (reinen) Zunge, öfteres leeres Aufstossen, Magendrücken, immerwährendes Leibschneiden, gänzlich zurückgehaltene Kothausleerung, und dagegen reiner Abgang eines grauen oder durchsichtigen; zuweilen, harten weissen karunkelartigen Schleims; theils innig mit Blut gemischt; theils mit Blutstriemen, auch ohne Blut, täglich ein; höchstens zweimahl, mit dem grausamsten; anhaltendsten Stuhlzwange und Pressen begleitet. So selten die Ausleerungen waren; so schnell sanken doch die Kräfte; noch weit schneller aber (und ohne Besserung; eher mit Verschlimmerung des Hauptübels), wenn Abführungsmittel angewendet wurden. Es waren grösstentheils Kinder, auch unter einem Jahre; doch auch einige Erwachsene. Die Diät und übrige Lebensordnung war zweckmäsig. Wenn ich nun die Krankheitssymptome, die die Arnikawurzel erregt, mit denen verglich, die diese einfache Ruhr hervor brachte, so konnte ich ihrer auffallenden Aehnlichkeit wegen; dreist den Inbegriff der Wirkungen der erstern den gesammten Symptomen der leztern entgegen setzen. Es geschah mit dem ausgezeichnetsten Erfolge, ohne dass ich etwas anderes dabei zu brauchen nöthig hatte. Vor der Anwendung der Wurzel gab ich ein wirksames Brechmittel,[1] und hatte es kaum in zwei Fällen nöthig zu wiederhohlen, weil die Arnika die verdorbne Galle (auch ausser dem Körper) zu bessern pflegt, und ihre Verderbniss hindert. Die einzige Unbequemlichkeit, die ich von ihr bei dieser Ruhr hatte, war, dass sie gegen die Kothzurückhaltung

---

1   Ohne den Gebrauch der Arnikawurzel nahmen die Brechmittel den ranzigen, bittern Geschmack nur auf zwei oder drei Tage hinweg, alle übrige Zufälle blieben, sie mochte auch noch so oft wiederhohlt werden.

als entgegengeseztes Mittel wirkte, und öftere, obgleich kleine Ausleerungen der Exkremente verursachte, folglich als Palliativ. Die Folge war daher, wenn ich die Wurzel aussetzte, anhaltende Leibesverstopfung.[2]

Auf eine andre weniger einfache Ruhr, etwa mit einem häufigen Durchlaufe begleitet, möchte daher dieser lezt gedachten Eigenschaft wegen die Arnikawurzel noch besser, noch genauer passen; hier würde diese Eigenschaft als ähnlich wirkendes, folglich permanentes Heilmittel in der ersten direkten Wirkung ihre Neigung zu öftern Kothausleerungen äussern, in ihrer indirekten Nachwirkung aber sie nachdrücklich stillen.

Diess hat die Erfahrung auch schon bestätigt; sie hat sich schon in den schlimmsten Durchfällen als vortreflich bewährt. Sie stillt sie, weil sie selbst (vorzüglich *ohne den Körper zu schwächen*) öftere Ausleerungen zu erregen geartet ist. Hier darf sie, um in Durchfällen ohne Materie hülfreich zu werden, nur in so kleinen Gaben gereicht werden, dass sie nicht offenbar ausleert, oder in Durchfällen von scharfen Stoffen, in grössern, ausleerenden Gaben; und die Absicht wird bald erreicht.

Von dem Misbrauche eines Aufgusses der Arnikablumen sahe ich Drüsengeschwülste entstehen; ich müsste mich sehr irren, wenn sie dergleichen nicht heben sollte, bei gemäsigtern Gaben.

Man sehe zu, ob die *Schafgarbe (Achillea Millefolium) in grossen* Gaben nicht selbst Blutflüsse zu erregen im Stande ist, da sie in *gemäsigten* Gaben gegen chronische Blutflüsse so hülfreich ist.

Es ist kein Wunder, dass der *Katzenbaldrian (Valeriana officinalis)* in *mäsigen* Gaben die chronischen Krankheiten von allzu grosser Reitzbarkeit hebt, da er vor sich in *starker* Gabe die

2 Auch musste ich täglich mit den Gaben steigen, schneller als man bei der Anwendung irgend einer wirksamen Arznei zu thun genöthigt ist. Ein vierjähriges Kind bekam anfänglich vier Gran täglich einmahl, zulezt sieben, acht, und neun Gran. Die sechs und siebenjährigen konnten anfänglich nur sechs Gran ertragen, zulezt waren zwölf und vierzehn Gran nöthig. Ein dreivierteljähriges Kind konnte, da es von oben nichts nahm, anfänglich nur zwei Gran (mit blosen warmen Wasser gemischt) im Klystire ertragen, zulezt waren sechs Gran nöthig.

Reitzbarkeit des ganzen Körpersystems, wie ich erfahren habe, so ungemein zu erhöhen pflegt.

Der Streit, ob das *Ackergauchheil* (Anagallis arvensis) und die Rinde des *Leimmistels (Viscum album)* jene grossen Heilkräfte, oder gar keine besitzen, würde sogleich aufhören, wenn man bei Gesunden in Erfahrung gebracht hätte, ob grosse Gaben widrige Wirkungen und eine ähnliche künstliche Krankheit hervorbrächten, als die ist, der man sie entgegen zu setzen bisher nur empirisch sich bemüht hat.

Die spezifische künstliche Krankheit, und die eigenthümlichen Beschwerden, die der *Fleckenschierling (Conium maculatum)* erregt, sind lange nicht so genau aufgezeichnet, als sie es verdienen; wohl aber sind von dem empirischen Lobe und dem eben so empirischen Tadel dieser Pflanze ganze Bücher angefüllt. Wahr ist's, dass er Speichelfluss erzeugt hat; er mag dann wohl eine das Lymphsystem erregende Kraft besitzen, und bleibende Dienste leisten, wo die allzu grosse, anhaltende Thätigkeit der absorbirenden Gefässe einzuschränken ist.[3] Da er nun zudem Schmerzen, (in *grossen* Gaben heftige Schmerzen) in den Drüsen erregt; so ist es leicht zu glauben, dass er bei schmerzhaften Drüsenverhärtungen, beim Krebse, und bei den schmerzhaften Knoten, die der Quecksilbermisbrauch zurücklässt, in *mäsiger* Gabe angewendet, das vortrefflichste Mittel ist, nicht nur diese besondre Art chronischer Schmerzen fast spezifisch zu stillen, weit wirksamer und dauerhafter als der palliative Mohnsaft und alle übrigen narkotischen Mittel, welche eine andre Wirkungsdirektion haben, sondern auch die Drüsengeschwülste selbst zu zertheilen, wenn sie entweder (wie gesagt) eine allzu grosse lokale oder allgemeine Thätigkeit der Lymphgefässe zum Grunde haben, oder in einem sonst kräftigen Körper sich befinden, dass es fast blos der Hinwegnahme der Schmerzen bedarf, um die Natur in Stand zu setzen, das Uebel allein hinwegzunehmen. Schmerzhafte Drüsengeschwülste von äussern Quetschungen

---

3   Will man ihn bei Unthätigkeit derselben anwenden, so wird er anfangs palliativ wirken, nachgehends wenig oder nichts dagegen ausrichten und beizu schaden durch Hervorbringung des dem gewünschten entgegengesetzten Zustandes.

sind von der Art.[4]

Im wahren Brustkrebse, wo ein entgegengesetzter Zustand des Drüsensystems eine Trägheit desselben vorzuwalten scheint, musste er freilich (ausser einer anfänglichen Erleichterung der Schmerzen) im Ganzen schaden, und vorzüglich muss er das Uebel verschlimmern, wenn, wie oft, der Körper durch die langwierige Marter entkräftet ist, und zwar um desto geschwinder verschlimmern, da sein anhaltender Gebrauch schon vor sich Schwächung des Magens und des ganzen Körpers als Nachwirkung zu hinterlassen pflegt. Eben aus der Ursache, weil er das Drüsensystem spezifisch erregt, wie andre Doldengewächse, vermag er, wie schon ältere Aerzte angemerkt haben, die allzu häufige Absonderung der Milch zu heben. Da er in grossen Gaben vor sich schon Neigung zeigt, den Gesichtsnerven zu lähmen, so wird es begreiflich, warum er sogar im schwarzen Staare Hülfe geleistet hat. Er hat krampfhafte Beschwerden, Keuchhusten und Fallsucht gehoben, weil er selbst Konvulsionen zu erregen geneigt ist. Noch gewisser wird er bey Augenkonvulsionen und Gliederzittern Dienste leisten, da er genau dieselben Zufälle in grossen Gaben hervorzubringen geeignet ist. Eben so im Schwindel.

Den Wink, dass der *Hundsdillgleiss* (Clethusa Cynapium) ausser andern Zufällen Erbrechen, Durchlauf, Kolikschmerzen,

---

4 Ein gesundes Bauernkind bekam von einem heftigen Falle an der Unterlippe einen schmerzhaften Knoten, der binnen vier Wochen an Härte, Grösse und Schmerzhaftigkeit schon sehr zugenommen hatte. Aufgelegter Dicksaft von Fleckenschierling brachte die Kur binnen 14 Tagen zu Stande, ohne Rückkehr. – Eine sonst ungemein gesunde, starke Magd hatte sich beim Tragen einer grossen Last durch die Bänder des Tragkorbs die rechte Brust heftig gedrückt. Es entstand ein kleiner Knoten, der binnen sechs Monaten bei jedem Eintritte des Monatflusses an Heftigkeit der Schmerzen zunahm, so wie an Grösse und Härte. Der aufgelegte Dicksaft des Fleckenschierlings bezwang ihn, blos äusserlich aufgelegt, binnen fünf Wochen. Es würde noch eher geschehen seyn, wenn er die Haut nicht angegriffen, und schmerzhafte Pusteln zusammen gezogen hätte, daher er oft etliche Tage beiseite gelegt werden musste.

Cholera und einigen, deren Wahrheit ich nicht verbürgen kann (allgemeiner Geschwulst u.s.w.) so spezifisch Blödsinnigkeit, auch mit Raserei abwechselnde Blödsinnigkeit erregt, sollten die behutsamen Aerzte in dieser sonst so wenig heilbaren Krankheit nutzen. Ich hatte ein selbst bereitetes gutes Extrakt (Dicksaft) davon vorräthig, und da ich mich einstmahls, durch vielerlei schnell auf einander folgende Kopfarbeiten, zerstreut und unfähig fand, etwas zu lesen, so nahm ich einen einzigen Gran davon ein. Der Erfolg war eine *ungemeine* Aufgelegtheit zu Geistesarbeiten mehrere Stunden bis zur Zeit des Schlafengehens. Den andern Tag aber war ich weniger aufgelegt.

Der *Giftwütherich (Cicuta virosa)* bewirkt unter andern heftiges Schlund- und Magenbrennen, Tetanus, tonischen Krampf der Blase, Kinnbackenkrampf, Gesichtsrose (Kopfschmerzen) und wahre Fallsucht; alles Krankheiten, wogegen wir noch wirksame Heilmittel bedürfen und aller Hofnung nach in dieser herkulisch wirkenden Wurzel zum Theil finden werden in der Hand des behutsam kühnen Arztes.

Amatus der Portugiese hat von den *Kockelskörnern* (Saamen des *Menispermum Cocculus*) beobachtet, dass sie schon zu vier Gran Uebelkeit, Schluchsen und Aengstlichkeit einem erwachsenen Menschen verursacht haben. Thieren machen sie eine schnelle, heftige, aber, wenn die Gabe nicht tödlich war, bald vorüber gehende Betäubung. Unsre Nachkommen werden ein sehr wirksames Arzneimittel in ihnen finden, sobald die krankhaften Beschwerden, die diese Saamen verursachen, noch genauer gekannt seyn werden. Die Indianer bedienen sich der Wurzel dieses Baums unter andern in bösartigen (folglich mit Betäubung verbundnen) Nervenfiebern.

Man hat das Kraut der *Vierblatteinbeere* (Paris quadrifolia) in Krämpfen wirksam befunden. Die Blätter erregen in grösserer Gabe selbst, wenigstens Magenkrampf, nach den noch unvollständigen Erfahrungen, die wir von den krankhaften Erscheinungen besitzen, die sie hervorbringen mögen.

Der *Kaffee* erregt in grosser Gabe Kopfschmerzen, und Kopfschmerzen stillt er daher in mäsiger Gabe, wenn sie nicht von Magenverderbniss oder Säure der ersten Wege herrühren. Er befördert die peristaltische Bewegung der Gedärme in grösserer Gabe und heilet daher in kleinerer chronische Durchfälle, und so würden die übrigen widernatürlichen Wirkungen, die er erregt, andern ihnen ähnlichen Zufällen des menschlichen Körpers angepasset werden können, wenn wir nicht gewöhnt wären, ihn zu misbrauchen. Die betäubende, den Ton der Faser aufreitzende Kraft des Mohnsafts vertreibt er als entgegengesetzt wirkendes Palliativmittel, und zwar zweckmäsig und hinreichend, da er hier keine anhaltende Körperdisposition, sondern nur überhingehende Symptomen zu bekämpfen hat. Auch die Wechselfieberarten, wo Mangel an Reitzbarkeit und übermäsige Straffheit der Faser die sonst spezifische Hülfe der Rinde nicht zulässt, scheint er blos als Palliativmittel in grossen Gaben zu vertreiben, dessen direkte Wirkung jedoch in so grossen Gaben auf zwei Tage anhält.

Der *Bittersüssnachtschatten (Solanum Dulcamara)* bringt unter andern starke Geschwulst der kranken Theile, und empfindliche Schmerzen oder Gefühllosigkeit derselben, auch wohl Lähmung der Zunge, (auch des Gesichtsnerven?) in grosser Gabe hervor. Vermöge lezterer widrigen Wirkungen ist es kein Wunder, dass er Lähmungsbeschwerden, schwarzen Staar und Taubheit bezwungen hat, und noch spezifischere Hülfe in der Zungenlähmung leisten wird in mäsigerer Gabe. Vermöge der erstern beiden Eigenschaften ist er ein Hauptmittel im chronischen Rheumatism, und in den nächtlichen Schmerzen vom Quecksilbermisbrauche. – Vermöge seiner Kraft, Strangurie zu erregen, hat er in hartnäckigen Trippern Dienste geleistet und wegen seiner Neigung, Jucken und Stechen in der Haut hervorzubringen, beweiset er sich hülfreich in vielen Hautausschlägen, und alten Geschwüren, selbst denen vom Quecksilbermisbrauche. – Da er vor sich, in grosser Gabe, Krämpfe an den Händen, den Lippen und Augenliedern, so wie Zittern in den Gliedmasen zuwege bringt, so kann man leicht erachten, warum er auch in krampfhaften Uebeln dienlich gewesen ist. In der Mutterwuth wird er wahrscheinlich diensam seyn, da er die Nerven der weiblichen Geschlechtstheile so spezifisch erregt und Jücken und Schmerzen dieser Theile (in grössrer Gabe) zu erzeugen im Stande ist.

Die Beeren des *Schwarznachtschattens (Solanum nigrum)* haben wunderbare Verdrehungen der Glieder, sonst auch Irrereden erzeugt; es ist daher wahrscheinlich, dass diese Pflanze in der sogenannten Besessenheit (dem Wahnsinne mit wunderlich emphatischen, oft unverständlichen, ehedem für Prophezeihung und fremde Sprachen gehaltenen Reden, und Verdrehungen der Gliedmasen vergesellschaftet). Dienste thun werde, vorzüglich, wo Schmerzen in der Gegend des Magens zugleich vorhanden sind, die die Beeren ebenfalls in grösserer Gabe erregen, folglich auch in kleinerer Gatte heben. – Da das Kraut Gesichtsrose erzeugt, so kann es hierinn hülfreich seyn, wie man auch von ihrem äusserlichen Gebrauche wahrgenommen hat. Da er noch stärker als der Bittersüssnachtschatten durch innern Gebrauch äussere Geschwulsten, das ist vorübergehende Hemmung des absorbirenden Systems, in seiner anfänglichen direkten Wirkung erregt, so dass dann seine grosse diuretische Eigenschaft nur die indirekte Nachwirkung ist, so lässt sich seine grosse Tugend in der Wassersucht, *durch ähnliche Wirkung,* wohl einsehen, eine Arzneitugend die um so mehr die Aufsuchung verdient, da die meisten Mittel, die wir gegen diese Krankheit besitzen, blos entgegengesetzt handelnde (das Lymphsystem nur transitorisch aufreizende) folglich palliative, einer dauerhaften Kur unfähige Mittel sind. Da er ferner in grosser Gabe nicht nur Geschwulst, sondern entzündete allgemeine Geschwulst, mit juckenden und unerträglich brennenden Schmerzen, Steifigkeit der Glieder, Pustelausschlag, Abschuppung der Haut, Geschwüre, Brandschorfe zuwege bringt, was Wunder dass er, äusserlich aufgelegt, verschiedne Schmerzen und Entzündungen gehoben hat. – Nimmt man aber alle krankhafte Symptomen zusammen, die der Schwarznachtschatten erregt, so kann man die auffallende Aehnlichkeit mit der Kriebelkrankheit nicht verkennen, für die er *höchst wahrscheinlich* ein spezifisches Hülfsmittel seyn wird.

Es ist wahrscheinlich, dass die *Belladonnschlafbeere (Atropa belladonna)* wo nicht gar im Tetanus, doch im Trismus (weil sie selbst eine Art davon erregt) und in der krampfhaften Schwierigkeit zu schlucken (da sie dergleichen selbst so spezifisch erzeugt) hülfreich seyn wird; beides liegt in ihrer direkten Wirkung. Ob ihre Kraft gegen Hundswuth, wenn sie dergleichen wirklich besitzt, von lezt gedachter Eigenschaft allein herrühre oder auch zugleich von der palliativen Kraft der Belladonne, auf mehrere Stunden die in der Hundswuth so hoch steigende Reitzbarkeit und Ueberempfindlichkeit zu unterdrücken, lasse ich dahin gestellt seyn. Ihre Tugend, verhärtete, schmerzhafte, exulzerirte Drüsen zu beruhigen und aufzulösen, wird unleugbar durch ihre Eigenheit, in diesen Drüsengeschwülsten einen bohrenden, nagenden Schmerz in gerader Wirkung zu erzeugen. Doch dünkt mir, dass sie in denen von übermäsig erregtem absorbirendem Systeme entstandnen nur entgegengesetzt, das ist, palliativ und nur auf kurze Zeit wirke, (mit nachgängiger Verschlimmerung, wie bey allen Palliativen chronischer Uebel der Fall ist,) auf die von allzuträgem Lymphsysteme aber durch ähnliches Krankheitserzeugniss, das ist, bleibend und dauerhaft. (Dann wäre sie gerade in solchen Drüsenverhärtungen dienlich, wo der Fleckenschierling nicht gebraucht werden kann, und dieser dienlich, wo erstere schadet). Da sie jedoch bei anhaltendem Gebrauche (mittelst ihrer indirekten Nachwirkung) den ganzen Körper erschöpft und bei nur einigermasen zu sehr erhöheten oder allzu kurze Zeit auf einander folgenden Gaben leicht ein gangrenöses Fieber erregt, so wird ihre gute Wirkung gar oft von diesen Nebennachtheilen verschlungen und alles geht dem Tode entgegen (vorzüglich bei Krebskranken, deren Kräfte zuweilen von mehrjährigen Leiden aufgerieben sind) wenn sie nicht behutsam und bei einigermasen noch robusten Kranken gebraucht wird. – Wuth erregt sie (so wie obgedachtermasen eine Art tonischen Krampf) gerade zu, klonische Krämpfe aber (Konvulsionen) nur als Nachwirkung mittelst des nach der direkten Wirkung der Belladonne (thierische und natürliche Verrichtungen zu hemmen) nachbleibenden, Körperzustandes. Daher ist ihre Tugend in Fallsucht mit Raserei verbunden, immer am wirksamsten gegen leztere gerichtet gewesen, während erstere durch die entgegengesetzte (palliative) Wirkung der Belladonne grösstentheils nur geändert zu werden und in Zittern und ähnliche, mehr geschwächten, reizbaren Körpern eigne, Krämpfe überzugehen pflegte. Aller Krampf, den die Belladonne in ihrer anfänglichen geraden Wirkung erregt, ist eine Art tonischer; zwar sind die Muskeln in lähmungsartiger Erschlaffung, aber die mangelnde Reizbarkeit bewirkt doch eine Art Unbeweglichkeit, und eine Empfindung von Gebundenheit, als wenn Konstriktion da wäre. Da die Raserei, die sie erregt, wilder Art ist, so besänftigt sie Rasereien dieser Art, oder benimmt ihnen wenigstens das Stürmische. Indem sie die Rückerinnerung in direkter Wirkung unterdrückt, so wird die Nostalgie von ihr verschlimmert, auch wohl erregt, wie ich erfahren.[5]

Auch der bemerkte erhöhete Abgang des Harnes, des Schweises, des Monatflusses, des Stuhlgangs und des Speichels, sind blos Folgen des nachbleibenden entgegengesetzten Körperzustandes von übermäsig erhöheter Reitzbarkeit oder doch Empfindlichkeit, während der indirekten Nachwirkung, wenn die anfängliche gerade Wirkung der Belladonne verlöscht ist, während welcher alle die genannten Ausleerungen, wie ich mehrmahls beobachtet habe, oft zehn und mehrere Stunden auf grössere Gaben völlig unterdrückt sind. In Fällen also, wo die genannten Aussonderungen schwierig von statten gehen und eine wichtige Krankheit veranlassen, hebt diese Schwierigkeit die Belladonne als ähnlich wirkendes Mittel, wenn diese Schwierigkeit Straffheit der Faser, und Mangel an Reitzbarkeit und Empfindung zur Ursache hat, dauernd und nachdrücklich. Ich sage mit Fleiss, »*wichtige Krankheiten*« denn nur gegen solche ist es erlaubt, eine der heftigsten Arzneien, welche so grosse Behutsamkeit nöthig hat, anzuwenden. Einige Arten von Wassersucht, Bleichsucht u.s.w. sind in diesem Falle. – Die grosse Neigung der Belladonne, den Sehenerven zu lähmen, macht sie als ähnlich wirkendes Mittel wichtig in der Amaurosis.[6] – In gerader Wirkung hindert sie den Schlaf, und nur Folge des von dem Nachlasse dieser Wirkung erzeugten entgegengesetzten Zustandes ist der tiefe Schlaf, der nachgehends entsteht. Durch jene künstliche Krankheit also wird die Belladonne langwierige Schlaflosigkeiten (etwa von Mangel an Reitzbarkeit) dauerhafter heben, als irgend ein Palliativ.

Man will sie in der Ruhr hülfreich befunden haben; vermuthlich, da sie in direkter Wirkung den Stuhlgang hindert, in der einfachsten Ruhr mit zurückgehaltener Kothausleerung und

5   Sie wird deshalb im geschwächten Gedächtnisse hülfreich seyn.

6   Wovon mir selbst sehr gute Wirkungen bekannt sind.

seltner Oeffnung, nicht aber in ruhrartigen lienterischen Durchfällen, wo sie durchaus schaden muss. Ob sie aber in Rücksicht ihrer übrigen Wirkungen der Ruhr angemessen sei, getraue ich mir nicht zu bestimmen.

Sie erregt Schlagfluss; ist sie, wie man behauptet, im serösen Schlagflusse dienlich befunden worden, so ist es dieser Eigenheit wegen geschehen. Ueberdies erfolgt in ihrer direkten Wirkung ein innerliches Brennen, mit Kälte der äussern Theile.

Ihre direkte Wirkung dauert 12, 24 bis 48 Stunden. Unter zwei Tagen sollte man daher die Gabe nicht wiederhohlen. Eine geschwindere Wiederhohlung auch noch so kleiner Gaben muss einer starken Gabe an (gefährlichen) Wirkungen gleichkommen. Diess lehrt auch die Erfahrung.

Der Umstand, dass der *Schwarzbilsen (Hyoscyamus niger)* in starker Gabe die Lebenswärme beträchtlich mindert und den Ton auf kurze Zeit in der direkten Wirkung erschlafft, und daher in jählingen Zufällen von angespannter Fiber und Entzündung in mäsiger Dosis ein sehr wirksames äusseres und inneres Palliativmittel ist, gehört nicht hieher, wohl aber die Bemerkung, dass diese seine Eigenschaft die chronischen Beschwerden von straffer Faser bei jeder Gabe nur sehr unvollkommen palliativ mildert, im Ganzen aber durch seine indirekte, der erstern gerade entgegen stehende Nachwirkung mehr vermehrt als mindert; dagegen wird er in chronischer Schlaffheit der Fiber die Kraft der Stärkungsmittel unterstützen helfen, da er in erster Wirkung erschlafft und in der Nachwirkung den Ton nur desto mehr, und zwar dauerhaft, hebt. Er besitzt überdem die Kraft, in *grossen* Gaben Blutflüsse zu erregen, nahmentlich Nasenbluten und öfter wiederkehrenden Monatfluss, wie ich nebst Andern erfahren. Aus eben diesem Grunde stillt er chronische Blutflüsse in kleinen Gaben äusserst wirksam und dauerhaft. – Am merkwürdigsten ist die künstliche Krankheit, die er in recht *grossen* Gaben zuwege bringet, verdachtsamer, zankender, boshaft beleidigender, rachsüchtiger, mishandelnder, furchtloser[7] Wahnsinn (die Alten nannten daher den Bilsen *Altercum*), und eben diese Art

---

7   Die nachfolgende indirekte Nachwirkung ist eine Art Zaghaftigkeit und Furchtsamkeit.

Wahnsinn ist es, die er spezifisch heilt, nur dass straffe Fiber hier zuweilen seine dauerhafte Wirksamkeit hindert. Schwerbeweglichkeit und Unempfindlichkeit der Gliedmasen und die apoplektischen Zufälle, die er erregt, mag er auch wohl zu heilen im Stande seyn. In hohen Gaben erregt er in direkter anfänglicher Wirkung Konvulsionen, und ist eben deshalb in Epilepsie heilsam, vermuthlich auch in dem dabei gewöhnlichen Gedächtnissverluste, da er vor sich Gedächtnissmangel erzeugt.

Seine Kraft, Schlaflosigkeit mit immerwährender Neigung zum Schlummer in gerader Wirkung hervorzubringen, macht ihn in chronischer Schlaflosigkeit zu einem weit dauerhaftern Heilmittel, als der oft nur palliative Mohnsaft ist, vorzüglich da er zugleich den Leib offen erhält, obgleich nur in der indirekten Nachwirkung jeder Gabe, folglich palliativ. Er erregt trocknen Husten, Trockenheit des Mundes und der Nase in direkter Wirkung; er ist daher im Kitzelhusten sehr dienlich, vermuthlich auch im Stockschnupfen. Der von ihm beobachtete Schleimausfluss aus der Nase und Speichelfluss ist nur in seiner indirekten Nachwirkung. Der Saamen macht Krämpfe in den Gesichts- und Augenmuskeln, und bei der Einwirkung auf den Kopf bewirkt er Schwindel und einen stumpfen Schmerz in den unter der Hirnschale liegenden Häuten. Der praktische Arzt wird Nutzen hieraus zu ziehen wissen.

Die direkte Wirkung dauert kaum zwölf Stunden.

Der *Tollstechapfel (Datura Stramonium)* bewirkt wachende, wunderliche Träume, Unbemerklichkeit des Gegenwärtigen, laute, delirirende Konfabulation, wie die eines im Schlafe Redenden, oft mit Verwechselung der Persönlichkeit. Eine ähnliche Manie heilt er spezifisch. Er erregt sehr spezifisch Konvulsionen und ist deshalb in Fallsucht öfters heilsam gewesen. Die erstere und die leztere Eigenschaft machen ihn in der Besessenheit heilsam. – Seine Kraft, das Gedächtniss zu unterdrücken, giebt Winke, ihn im geschwächten Gedächtnisse zu prüfen. – Am hülfreichsten ist er, wo grosse Beweglichkeit der Faser zugegen ist, weil er vor sich die Faser in grosser Gabe, während der direkten Wirkung beweglich macht. Er macht (in der direkten Wirkung?) Hitze und Erweiterung der Pupille, eine Art Wasserscheu, geschwollenes, rothes Gesicht, Zuckungen in den Augenmuskeln, zurückgehaltene Leibesöfnung, schweres Athemhohlen, in der Nachwirkung langsamen, weichen Puls, Schweiss, Schlaf.

Die direkte Wirkung grosser Gaben dauert etwa 24 Stunden, die der kleinen nur 8 Stunden. – Vegetabilische Säuren vorzüglich, wie es scheint, die Zitronsäure hemmen plötzlich seine ganze Wirksamkeit.[8]

Die andern Arten der Datura scheinen ähnlich zu wirken.

Die spezifischen Eigenschaften des *Virginientabaks (Nicotiana Tabacum)* bestehen unter andern in Minderung der äussern Sinne und Verdunkelung des Sensoriums; Blödsinnigkeit hat daher etwas von ihm zu hoffen.

Schon in kleiner Gabe erregt er die Muskelfaser der ersten Wege heftig, eine Eigenschaft, welche als temporelles, entgegengesetzt wirkendes Mittel (wie bekannt ist, aber nicht hieher gehört) schätzbar wird, als ähnlich wirkendes Mittel aber in chronischer Neigung zum Erbrechen, Neigung zu Koliken, und krampfhafter Verengerung des Schlundes wahrscheinlich Dienste leistet, wie auch schon zum Theil die Erfahrung lehret. (Er vermindert die Empfindung der ersten Wege; daher seine, palliative Eigenschaft Hunger (und Durst?) zu mindern.) – Er benimmt den, dem Willen unterworfnen Muskeln in grosser Gabe ihre Reitzbarkeit und hebt den Einfluss der Gehirnkraft in dieselben temporell auf. Diese Eigenschaft mag ihm, als ähnlich wirkendem Mittel wohl Heilkräfte in der Katalepsie geben, aber durch eben diese Kraft wird sein anhaltender, starker Gebrauch (wie bei Tabaksrauchern und Tabaksschnupfern) dem ruhigen Zustande der Muskeln, die zu den thierischen Verrichtungen gehören, so nachtheilig, dass Neigung zu Fallsucht, Hypochondrie und Hysterie mit der Zeit entsteht. – Die Sonderbarkeit, dass der Gebrauch des Tabaks den Wahnsinnigen so angenehm ist, rührt von dem Instinkte dieser Unglücklichen her, sich eine Gefühllo-

---

8 Ein Kranker, der von zwei Gran Dicksaft dieses Krautes jederzeit heftig angegriffen ward, spürte einstmahls von dieser Gabe nicht die mindeste Wirkung. Ich erfuhr, dass er den Saft von vielen Johannisbeeren genoss; eine ansehnliche Gabe gepulverter Austerschalen stellte sogleich die ganze Wirksamkeit des Tollstechapfels wieder her.

sigkeit in den Hypochondrien[9] und in dem Gehirn (den beiden gewöhnlichen Orten ihrer Quaal) palliativ zu verschaffen. Als entgegengesetzt wirkendes Mittel aber giebt er ihnen nur temporelle Erleichterung; das Verlangen darnach wächst, ohne zu dieser Absicht endlich zuzureichen, und im Ganzen vermehrt sich das Uebel desto mehr, da er keine bleibenden Dienste leisten kann. Seine direkte Wirkung schränkt sich auf wenige Stunden ein, ausgenommen bei sehr grossen Gaben, wo sie bis (höchstens) 24 Stunden hinausgeht.

Die Saamen des *Krähenaugenschwindelbaums (Strychnos Nux Vomica)*, die Krähenaugen, sind eine sehr wirksame Substanz; aber die krankhaften Symptomen, die sie erzeugen, sind noch nicht genau bekannt. Das meiste, was ich davon weiss, ist aus meiner Erfahrung.

Sie erregen Schwindel, Angst, Fieberschauder und in der Nachwirkung eine gewisse Unbeweglichkeit aller Theile, wenigstens der Gliedmasen, und ein konvulsivisches Dehnen, je nachdem die Gabe stark ist. Hiedurch machten sie sich nicht nur, wie man schon weiss, in Wechselfiebern überhaupt, sondern in den apoplektischen besonders hülfreich. In der ersten direkten Wirkung erhält die Muskelfaser eine besondre Beweglichkeit, das Empfindungssystem wird krankhaft erhöhet zu einer Art von Trunkenheit, mit Furchtsamkeit und Schreckhaftigkeit begleitet. Es entstehen Konvulsionen. Die Reitzbarkeit scheint sich bei dieser anhaltenden Einwirkung auf die Muskelfaser zu erschöpfen, zuerst bei den thierischen und den Lebensverrichtungen. Bei dem Uebergange in die indirekte Nachwirkung kömmt Minderung der Reitzbarkeit zuerst bei den Lebensverrichtungen (allgemeiner Schweiss) dann bei den thierischen, zulezt bei den natürlichen Verrichtungen zum Vorschein. Diese Nachwirkung hält vorzüglich bei den leztern mehrere Tage an. Während der Nachwirkung entsteht verminderte Empfindlichkeit. Ob in der

9 Hieher gehört auch die zuweilen unauslöschliche Empfindung Von Hunger, woran viele Wahnsinnige leiden, und wogegen sie sich des Tabaks am meisten zu bedienen scheinen; wenigstens sahe ich einige, welche kein Verlangen nach Tabak bezeugten, vorzüglich Melancholische, welche aber auch wenig Hunger hatten.

anfänglichen direkten Wirkung die Tonkraft der Muskel vermindert und bei der Nachwirkung um desto mehr erhoben werde, lässt sich nicht genau behaupten, so viel aber ist gewiss, dass die Kontraktilität der Faser um eben so viel bei der Nachwirkung sich mindert, als sie bei der direkten Wirkung erhöhet war.

Diess als wahr angenommen, erzeugt er einen, den hysterischen und hypochondrischen Paroxysmen ziemlich ähnlichen Anfall und es erhellet, warum er gegen diese Uebel so oft hülfreich gewesen.

Die Neigung, in anfänglicher direkter Wirkung die Zusammenziehbarkeit der Muskeln und Zuckungen zu erregen und endlich in der Nachwirkung die Zusammenziehbarkeit der Muskeln möglichst zu mindern, zeigt eine so grosse Aehnlichkeit mit der Fallsucht, dass man schon hieraus vermuthen könnte, er müsse dergleichen heilen, wenns nicht schon die Erfahrung zeigte.

Da er, ausser Schwindel, Angst und Fieberschauder, eine Art Delirium, welches in lebhaften, zuweilen schreckhaften Visionen besteht und eine Spannung im Magen erregt, so bezwang er einstmahls schnell ein Fieber bei einem arbeitsamen, nachdenklichen Handwerksmann auf dem Lande, welches mit einer Spannung im Magen begann, wozu plötzlich ein zum Fallen nöthigender Schwindel kam, der eine Art von Verstandesverwirrung mit schreckhaften, hypochondrischen Vorstellungen, Aengstlichkeit und Ermattung hinterliess. Vormittags war er ziemlich munter und nicht matt, nur Nachmittags gegen zwei Uhr begann der Anfall. Er bekam die Krähenaugen in steigenden Gaben, täglich eine; er besserte sich. Bei der vierten Gabe, welche 17 Gran enthielt, entstand eine grosse Angst und Unbeweglichkeit und Steifigkeit aller Glieder, die sich durch einen nachfolgenden reichlichen Schweiss endigte. Das Fieber und alle Nervenzufälle waren nun verschwunden und kamen nie wieder, ungeachtet er vorher viele Jahre von Zeit zu Zeit mit solchen plözlich entstehenden Paroxysmen, auch ohne Fieber befallen gewesen war.

Seine Neigung, Krämpfe des Unterleibes und Angst und Magenschmerz zu erregen, nutzte ich bei einem dysenterischen Fieber (ohne Ruhr) bei Hausgenossen von Ruhrkranken. Er minderte hier die Unbehaglichkeit in allen Gliedern, die Verdrieslichkeit, die Aengstlichkeit und das Magendrücken wirksam; diess that er auch bei Ruhrkranken, aber da sie eine blos einfache Ruhr und keinen Durchfall hatten, so machte er die Stühle, wegen seiner dauerhaften Neigung, Konstipation zu bewirken, noch seltner. Die Zeichen von verdorbner Galle häuften sich und die ruhrartigen, obgleich seltnern Exkretionen, waren mit eben so anhaltendem Stuhlzwang verbunden, wie vorher, und von gleicher übeln Beschaffenheit. Der verlorne oder üble Geschmack blieb. Seine Neigung, die peristaltische Bewegung zu mindern, wird daher in der wahren, einfachen Ruhr nachtheilig. In Durchfällen, auch ruhrartigen, wird er wohl dienlicher seyn, wenigstens als Palliativmittel. Bei ihrer Anwendung sahe ich zuckende Bewegungen unter der Haut, wie von einem lebendigen Thiere erregt, an den Gliedmasen, vorzüglich in den Bauchmuskeln entstehen.

Von der *Ignatiusbohne* oder dem Saamen des *Bitterignatz (Ignatia amara)* hat man mehrstündiges Zittern, Zuckungen, Krämpfe, Aengstlichkeit, sardonisches Lachen, Schwindel, kalten Schweiss bemerkt. In ähnlichen Fällen wird er sich hülfreich erweisen, wie auch schon die Erfahrung zum Theil gelehrt hat. Sie erregt Fieberkälte und (in der Nachwirkung?) Gliedersteifigkeit und hat daher Wechselfieber durch ähnliche Wirkung bezwungen, die der Rinde nicht weichen wollten, vermuthlich jene minder einfachen Wechselfieber, wo Ueberempfindlichkeit und erhöhete Reitzbarkeit (vorzüglich der ersten Wege?) die Komplikation ausmachten. Doch wären die übrigen Symptomen, die sie erregt, vorher noch genauer zu beobachten, um sie gerade in Fällen anzuwenden, worauf sie mit ihren ähnlichen Aeusserungen passet.

Der *Purpurfingerhut (Digitalis purpurea)* macht Ekel von der widrigsten Art; bei seinem anhaltenden Gebrauche erscheint daher nicht selten eine wahre Fressgierde. Er bringt eine Art Geistesverstimmung hervor, die nicht leicht zu erkennen ist, da sie sich nicht durch unvernünftige Worte äussert, eine Art von Widerspenstigkeit, Hartnäckigkeit, hinterlistige Unfolgsamkeit, Trieb zu entfliehen u.s.w., welche seinen fortgesetzten Gebrauch oft hindert. Da er nun überdiess heftige Kopfschmerzen,

Schwindel, Magenweh, grosse Verminderung der Lebenskraft, Gefühl von Auflösung und nahen Tode, um die Hälfte langsamern Puls, und Minderung der Lebenswärme in der direkten Wirkung erregt, so lässt sich begreifen, in welchen Arten von Wahnsinn er Dienste leisten kann; dass er auch schon in einigen Arten dieser Krankheit hülfreich gewesen, bezeugen mehrere Erfahrungen, nur dass man die genauen Zufälle desselben nicht angemerkt findet. In den Drüsen erzeugt er eine juckende und schmerzhafte Empfindung, welche seine Kraft in Drüsengeschwülsten belegen kann.

Er entzündet, wie ich sahe, die Meibomischen Drüsen, und wird solche Entzündungen gewiss heilen. Ueberhaupt scheint er, so wie den Blutlauf zu mindern, so das System der einsaugenden Gefässe zu erregen und am dienlichsten zu seyn, wo beide zu träge sind. Ersterem hülfe er dann durch ähnliche Wirkung ab, leztem durch entgegengesetzte. Da aber die direkte Wirkung des Purpurfingerhuts so lange anhält, (man hat Beispiele von fünf und sechs Tagen) so kann er auch als entgegengesetzt wirkendes Mittel die Stelle eines dauerhaften Heilmittels vertreten. Die leztere Betrachtung ist auf seine harntreibende Kraft in der Wassersucht anzuwenden; sie ist gegenseitig und palliativ, aber doch anhaltend, und blos deshalb von Werth.

In der Nachwirkung bringt er einen kleinen, harten, geschwinden Puls hervor, er passt sich daher nicht wohl für Kranke, die einen ähnlichen (fieberhaften). Puls haben, vielmehr am besten für solche, die einen Puls haben, wie ihn der Purpurfingerhut bei seiner direkten Wirkung hervorbringt – langsam, schlaff. – Die Konvulsionen, die er in grossen Gaben erregt, weisen ihm einen Platz unter den antepileptischen Mitteln an, vermuthlich aber ist er da nur unter gewissen Bedingungen hülfreich, die von der Aehnlichkeit der übrigen krankhaften Symptomen, die er erregt, bestimmt werden. Bei seinem Gebrauche erscheinen nicht selten die Gegenstände in fremden Farben, und das Gesicht wird dunkler; er wird ähnlichen Krankheiten der Netzhaut ab helfen.

(Seine der Heilung zuweilen widrige Eigenschaft, Durchlauf zu bewirken, wird durch zugesetzte Laugensalze, wie ich beobachtete, gehindert.)

Da die direkte Wirkung einige, zuweilen mehrere, (je länger der Gebrauch des Fingerhuts fortgesetzt wird, desto länger hält auf die jedesmahlige Gabe die direkte Wirkung an; welches ein sehr merkwürdiger, in der Heilung wohl zu achtender Umstand ist.) Tage anhält, so sieht man, wie unrecht diejenigen thun, welche ihn gutmeinend in kleinen Gaben, aber oft wiederhohlt, verordnen, und auf diese Art (da die Wirkung der ersten noch nicht verflossen ist, sie aber vielleicht schon die sechste und achte geben) in der That, obgleich unwissenderweise, eine ungeheure Portion eingeben, die nicht selten den Tod[10] nach sich gezogen hat. Man hat nur aller drei, höchstens aller zwei Tage eine Gabe nöthig, überhaupt aber eine desto seltnere, je anhaltender der Gebrauch wird.

(Während seiner direkten Wirkung darf keine Chinarinde verordnet werden; sie vermehrt die Aengstlichkeit vom Purpurfingerhute, wie ich bemerkte, bis zum Todeskampfe.)

Das *Freisamveilchen (Viola tricolor)* verstärkt Anfangs die Hautausschläge, und zeigt dadurch seine Hautausschlag erregende, folglich eben dergleichen wirksam und dauerhaft heilende Kraft an.

Die *Ipekakuanhe* wird mit Nutzen in Uebeln angewandt, wogegen die Natur selbst schon einige Anstrengung anwendet, aber zu unkräftig ist, den Zweck zu erreichen. Hier bietet die Brechwurzel den Nerven des obern Magenmundes, dem empfindlichsten Theile des Organs der Lebenskraft, einen ihr durchaus widerwärtigen, Ekel, Uebelkeit, Aengstlichkeit erzeugenden Stoff dar, welcher nur ähnlich wirkt, als die zu entfernende krankhafte Materie. Gegen diesen nun verdoppelten Widerstand strengt dann die Natur antogonistisch ihre Kräfte desto mehr an, und so wird durch diese erhöhete Gegenstrebung der krankhafte Stoff leichter entfernt. So werden Fieber zur Krisis gebracht, Stockungen der Eingeweide des Unterleibes, der Brust und der

10   Ein Weib in Edinburg bekam drei Tage lang täglich dreimahl, jedesmahl nur zwei Gran der gepülverten Blätter, und man wunderte sich, dass sie bei so kleinen Gaben nach einem sechstägigen Erbrechen starb. Man bedenke aber, dass es fast so gut war, als hätte sie achtzehn Gran auf eine Gabe bekommen.

Bärmutter beweglich gemacht, Miasmen ansteckender Krankheiten auf die Haut getrieben, Krampf durch den Krampf, den die Brechwurzel bewirket, überstimmt, erschlafften, oder von einer auf sie abgelagerten Schärfe gereitzten, zu Blutausleerungen geneigten Gefässen ihre Spannkraft, ihre Freiheit wieder gegeben u.s.w. Am sichtbarsten wirkt sie als ein der zu hebenden Krankheit ähnlich wirkendes Mittel bei chronischer Neigung zum Erbrechen ohne Materie. Da giebt man sie in sehr kleinen Gaben, um öftere Uebelkeit zu erregen, und die Neigung zum Erbrechen verschwindet bei jeder Gabe immer mehr und dauerhafter, als durch alle Palliativmittel.

Von der Herzklopfen, Angst und Ohnmacht hervorbringenden Eigenschaft des *Unholdoleanders (Nerium oleander)* lässt sich in einigen Arten chronischen Herzklopfens u.s.w. auch wohl in der Fallsucht etwas gutes erwarten. Er treibt den Unterleib auf, und mindert die Lebenswärme, und scheint eine der wirksamsten Pflanzen zu seyn.

Die krankhaften Symptomen, die der *Konessioleander (Nerium antidysentericum)* zuwege bringt, sind nicht bekannt genug, dass man aus Gründen seine wahre Arzneikraft erforschen könnte. Da er jedoch die Stuhlgänge anfangs vermehrt, so scheint er die Durchfälle als ähnlich wirkendes Mittel zu besiegen.

Die *Sandbeerbärentraube (Arbutus Uvaursi)* hat wirklich, ohne eine für die Sinne merkbare Scharfe zu verrathen, die Beschwerden beim Harnlassen, den unwillkührlichen Abgang des Urins, u.s.w. nicht selten durch eine ihr eigne, besondre Kraft vermehrt, zum Zeichen, dass sie selbst dergleichen zu erregen Neigung habe, und daher ähnliche Uebel, wie auch die Erfahrung lehrt, dauerhaft heben könne.

Der *Schneerosegichtstrauch (Rhododendrum Chrysanthum)* zeigt durch den brennenden, kriebelnden und stechenden Schmerz, den er in den angegriffenen Theilen erregt, dass er allerdings geeignet sey, Gliederschmerzen verschiedner Art, wie auch die Erfahrung lehrt, durch ähnliche Wirkung zu heben. Er bringt Beschwerlichkeit im Athemhohlen und Hautausschläge hervor und er wird deshalb in ähnlichen Uebeln Dienste leisten, so wie in Augenentzündungen, da er Thränen und Jucken der Augen erzeugt.

Der *Sumpfporst (Ledum palustre)* macht, nach meinen Erfahrungen, unter andern ein beschwerliches, schmerzhaftes Athemhohlen; diess belegt die Hülfe, die er im Keuchhusten leistet, vermuthlich auch in der krampfhaften Engbrüstigkeit. Sollte er nicht im entzündungsartigen Seitenstiche hülfreich seyn, da seine Kraft, die Blutwärme (in der Nachwirkung?) so mächtig zu mindern, die Genesung beschleunigt. Er bewirkt eine schmerzhaft stechende Empfindung in allen Theilen des Halses, wie ich wahrgenommen habe, und daher seine ungemeine Tugend in der bösartigen und entzündlichen Bräune. Eben so spezifisch ist, wie ich sahe, seine Eigenschaft, beschwerliches Jucken in der Haut zu erregen, und eben daher seine grosse Kraft in den langwierigsten Hautübeln.

Die Aengstlichkeit und die Ohnmachten, die er hervorbringt, könnten in ähnlichen Fällen Dienste leisten. Er kann als transitorisch und entgegengesetzt wirkendes, stark Harn treibendes Mittel, und da er zugleich Schweiss erregt, wohl Wassergeschwülste heilen, aber gewisser schnelle, als chronische.

Auf einige dieser Eigenschaften gründet sich sein etwaniger Ruf in der Ruhr. Aber ist es wahre Ruhr gewesen, oder waren es, so oft damit verwechselte, schmerzhafte Durchfälle? In leztern kann er als Palliativ wohl die Kur beschleunigen, auch wohl vollenden helfen; aber in der wahren einfachen Ruhr habe ich keine Dienste von ihm gesehn. Die lang anhaltende Schwäche, die er erzeugt, war dem fortgesetzten Gebrauche hinderlich und er verbesserte weder den Stuhlzwang, noch die Beschaffenheit der Exkretionen, obgleich leztere seltner wurden. Die Zeichen der verderbten Galle waren bei seinem Gebrauche eher häufiger, als wenn die Kranken ohne Arznei gelassen wurden. Er erregt eine besondre Verdrieslichkeit, Kopfweh und Umneblung des Geistes; die untern Gliedmasen schwanken; der Augenstern erweitert sich. (Sind beide leztern Zufälle, oder doch lezterer allein blos in der Nachwirkung?). Zehn Gran im Aufgusse war eine hinlängliche Gabe für ein sechsjähriges Kind, täglich einmahl.

Des *Mohnsaftes (Papaver somniferum)* anfängliche direkte Wirkung besteht in (vorübergehender) Erhebung der Lebenskräfte und Verstärkung des Tons der Blutgefässe und der Muskeln, vorzüglich derer, die zu den thierischen und Lebensverrichtungen gehören, so wie in Aufregung der Seelenorgane, des Gedächtnisses, der Phantasie, und des Organs der Leidenschaften, wodurch bei mäsigen Gaben Aufgelegtheit zu Geschäften, Lebhaftigkeit in Reden, Witz, Rückerinnerung an vergangene Zeiten, Verliebtheit, u.s.w., bei grössern aber Kühnheit, Tapferkeit, Rache, ausgelassene Lustigkeit, Geilheit, bei noch grössern, Raserei, Zuckungen erfolgen. Bei allen diesen Zuständen leidet die Selbstständigkeit, Freiheit und Willkühr des Geistes im Empfinden, Urtheilen und Handeln immer mehr, je grösser die Gabe war. Daher Unbemerklichkeit äusserer Unannehmlichkeiten, der Schmerzen, u.s.w. Dieser Zustand dauert aber nicht lange. Es erfolgt allmählig Ideenmangel, die Bilder verlöschen nach und nach, es entsteht Erschlaffung der Fiber, Schlaf. Wird der Gebrauch unter erhöheten Gaben fortgesetzt, so sind die Folgen (der indirekten Nachwirkung) Schwäche, Schläfrigkeit, Trägheit, mürrische Unbehaglichkeit, Traurigkeit, Unbesinnlichkeit, (Gefühllosigkeit, Blödsinnigkeit) bis eine neue Aufreitzung durch Mohnsaft, oder ähnliche Dinge zuwege gebracht wird. Bei der direkten Wirkung scheint sich die Reitzbarkeit der Faser in eben dem Grade zu mindern, als der Ton steigt; bei der Nachwirkung mindert sich lezterer, indess erstere steigt.[11] Die direkte Wirkung erlaubt weniger als die Nachwirkung dem Geiste die Freiheit, unbefangen (Schmerz, Verdruss, u.s.w.) zu empfinden, den, daher seine grosse Schmerz stillende Kraft.

(In Fällen, wo blos die direkte Wirkung als Kardiakum, nöthig ist, wird die öftere Wiederhohlung des Gebrauchs, aller drei, vier Stunden erforderlich, das ist, ehe jedesmahl die erschlaffende,

11   Es erscheint eine merkliche Empfindsamkeit vorzüglich für unangenehm afficirende Gegenstände, für Schreck, Gram, Furcht, für rauhe Luft u.s.w. Will man die hier entstehende leichtere Beweglichkeit der Faser erhöhete Reitzbarkeit nennen, so habe ich nichts dawider, aber ihr Spielraum ist nur klein, es sei nun, dass sie allzu sehr erschlafft sei und sich nicht beträchtlich verkürzen könne, oder dass sie sich in einem mehr als nöthig verkürzten Zustande befindet, und zwar leicht, aber unhinlänglich erschlafft, folglich keiner kraftvollen, grossen That fähig sei. Bei dieser Disposition der Faser ist eine Neigung zu chronischen Entzündungen nicht zu verkennen.

Reitzbarkeit erhöhende Nachwirkung erfolgt. In allen diesen Fällen wirkt er blos entgegen gesetzt, als Palliativmittel. Dauerhafte Stärkung kann man von ihm allein und auf diese Weise gebraucht, nie erwarten, am wenigsten in chronischer Schwäche. Doch diess ist hier nicht unser Zweck.)

Will man aber den Ton (Ton der Faser nenne ich die Kraft derselben, sich völlig zu verkürzen, und völlig zu erschlaffen) der Fiber dauerhaft herabstimmen, die allzu geringe Reizbarkeit dauerhaft vermehren, und die immer rege Wachsamkeit der Phantasie (bei grossem Pulse) dauerhaft vermindern, wie in einigen Fällen von Manie der Fall ist, da braucht man den Mohnsaft mit Erfolg als ähnlich wirkendes Mittel in erhöheten Gaben fortgesetzt, und nuzt so die indirekte Nachwirkung. Eben nach diesem Grundsatze ist das Verfahren zu beurtheilen, da man den Mohnsaft gegen ächt inflammatorische Krankheiten, z.B. den Seitenstich, zu brauchen versucht hat.

In erwähnten Fällen ist etwa aller 12 bis 24 Stunden eine Gabe nöthig.

Doch diese indirekte Nachwirkung scheint man sogar als ähnlich wirkendes Heilmittel angewendet zu haben; ein Fall, der mir von keiner andern Arznei bekannt ist. Man hat nämlich den Mohnsaft mit dem grössten Erfolge (nicht gegen ächt venerische Krankheiten, denn diess war Täuschung, sondern) gegen die vom Quecksilbergebrauche und Misbrauche in venerischen Krankheiten so häufig entstehenden nachtheiligen Zufälle angewendet, die oft weit schlimmer als die Lustseuche selbst sind.

Ehe ich diese Anwendung des Mohnsaftes erkläre, muss ich vorher etwas hieher Gehörendes über die Natur der Lustseuche erinnern, und was ich überhaupt hier vom Quecksilber zu sagen habe, einschalten.

Die Lustseuche hat ein Gift zum Grunde, welches, ausser andern Eigenheiten, die es im menschlichen Körper äussert, vorzügliche Neigung hat, sich entzündende und eiternde Geschwülste der Drüsen hervorzubringen, (den Ton zu schwächen?) den mechanischen Zusammenhang der Faser zur Trennung so geneigt zu machen, dass eine Menge um sich fressende Geschwüre entstehen, deren unheilbare Natur sich durch ihre runde Gestalt zu erkennen giebt, und endlich die Reizbarkeit zu erhöhen. Da eine so sehr chronische Krankheit nur durch ein Mittel gehoben werden konnte, welches eine der Lustseuche sehr ähnliche Krankheit hervorbringt, so konnte auch keine hülfreichere Arznei dagegen ersonnen werden, als das Quecksilber.

Des Quecksilbers vorzüglichste Kraft in Veränderung des menschlichen Körpers besteht darinn, dass es das Drüsensystem in direkter Wirkung reitzt (und Drüsenverhärtungen zur indirekten Nachwirkung hinterlässt) den Ton der Faser und ihren Zusammenhang dergestalt schwächt, und zur Trennung geneigt macht, dass eine Menge um sich fressende Geschwüre entstehen, deren unheilbare Natur sich durch die runde Gestalt zu erkennen giebt und endlich die Reizbarkeit (und Empfindlichkeit) ungemein erhöhet. Die Erfahrung hat diess Spezifikum gekrönt. Da es aber kein so ähnlich wirkendes Heilmittel giebt, als die zu heilende Krankheit selbst ist, so ist auch die Quecksilberkrankheit (ihre im Körper erzeugten gewöhnlichen Veränderungen und Symptomen) von der Natur der Lustseuche doch noch sehr verschieden. Die Geschwüre der Lustseuche bleiben nur in den oberflächlichsten Theilen, vorzüglich die deuteropathischen, (die protopathischen nehmen sehr langsam an Umfang zu) sie geben einen klebrichten Saft statt des Eiters von sich, ihre Ränder sind mit der Haut fast ganz eben (die protopathischen ausgenommen) und sind fast ganz schmerzlos (blos die protopathischen, das von der anfänglichen Ansteckung entstandne Geschwür, den Schanker und die eiternde Leistendrüse, den Bubo ausgenommen). Die Geschwüre des Quecksilbers fressen tiefer (nehmen geschwind an Grösse zu) sind äusserst schmerzhaft, und geben theils eine scharfe dünne Jauche von sich, theils sind sie mit einem unreinen käsichten Ueberzuge bedeckt, legen auch die Ränder über. Die Drüsengeschwülste der venerischen Krankheit bleiben wenige Tage; sie verschwinden entweder bald, oder die Drüse eitert. Die vom Quecksilber angegriffenen Drüsen werden in der direkten Wirkung dieses Metalls zur Thätigkeit angereitzt (und so verschwinden von andern Ursachen erzeugte Drüsengeschwülste davon) oder sie werden während der indirekten Nachwirkung in einer kalten Verhärtung zurückgelassen. Das venerische Gift verhärtet die Beinhaut der erhabensten, von Fleisch entblösetsten Stellen der Knochen; es entstehen peinliche

Schmerzen darinn. Beinfrass aber bringt diess Gift in unsern Zeiten nie hervor, so viel Nachforschungen ich auch angestellt habe, das Gegentheil zu erfahren. Quecksilber löset den Zusammenhang der festen Theile auf, nicht nur der weichen, sondern auch der Knochen; es frisst die löcherichsten und verdecktesten Knochen zuerst an, und dieser Beinfrass verschlimmert sich durch fernern Gebrauch dieses Metalls nur desto geschwinder. Die von äussern Verletzungen entstandnen Wunden werden während der Quecksilberkrankheit zu alten schwerheilbaren Geschwüren, ein Umstand, den man bei der Lustseuche nicht antrifft. Das in der Quecksilberkrankheit bemerkliche Zittern findet sich bei der Lustseuche nicht. Vom Quecksilber entsteht ein schleichendes, sehr entkräftendes Fieber mit Durst und grosser schneller Abmagerung. Die Abmagerung von der Lustseuche und die Entkräftung geschieht nur sehr allmählig und bleibt in mäsigen Schranken. Die Ueberempfindlichkeit bei der Quecksilberkrankheit und die Schlaflosigkeit ist diesem Metalle, nicht der Lustseuche eigen. Die meisten dieser Symptomen scheinen mehr indirekte Nachwirkung als direkte Wirkung des Quecksilbers zu seyn.

Ich bin hier so umständlich gewesen, weil es den Praktikern oft so schwer fällt[12], die chronische Quecksilberkrankheit von den Zufällen der Lustseuche zu unterscheiden, und so Symptomen, die sie für venerisch halten und doch blos merkurialisch sind, zum Verderben so vieler Kranken mit fortgesetztem Quecksilbergebrauche bestreiten, vorzüglich aber deshalb, weil es mir hier darum zu thun ist, die Quecksilberkrankheit zu schildern, um zu zeigen, wiefern der Mohnsaft als ähnlich wirkendes Mittel dieselbe heilen könne.

Mohnsaft erhebt, wenn er in gerader Wirkung geleitet, das ist, wenigstens aller acht Stunden gegeben wird, als entgegengesetzt wirkendes Mittel die sinkenden Kräfte der Quecksilberkranken und stillt die Reitzbarkeit. Diess geschieht aber nur in

12 *Stoll* selbst (Rat. med. P. III. S. 442.) zweifelt, ob man gewisse Zeichen einer vollkommen überwundnen Venusseuche habe, d.i. ihm selbst waren die Zeichen nicht bekannt, wodurch sich diese Krankheit von der Quecksilberkrankheit unterscheidet.

grossen, der Grösse, der Schwäche und der Reitzbarkeit ange-
messenen Gaben, so wie er bei grosser Reitzbarkeit der hysterischen und hypochondrischen Personen und bei der Ueberempfindlichkeit erschöpfter Personen nur in grossen, oft wiederhohl-
ten Gaben hülfreich ist. Indess scheint die Körpernatur wieder
in ihre Rechte einzutreten; es entsteht eine geheime Umbildung
der Körperbeschaffenheit und die Quecksilberkrankheit wird
allmählig bezwungen. Die sich erhohlenden Kranken vertragen
nun eine immer geringere, und geringere Gabe. So scheint zwar
durch die palliative, entgegengesetzte Kraft des Mohnsaftes die
Quecksilberkrankheit bezwungen zu werden; aber wer die fast
unbezwingliche Natur der die thierische Maschine unaufhaltbar
zerstörenden und auflösenden Quecksilberkrankheit, wenn sie
in ihrem hohen Grade ist, kennt, wird inne werden, dass ein
bloses Palliativ dieses äusserst chronische Uebel nicht überwälti-
gen würde, wären nicht die Nachwirkungen des Mohnsaftes der
Quecksilberkrankheit sehr parallel und hülfen diese nicht, das
Uebel besiegen. Die Nachwirkungen des in grossen Gaben fortgesetzten Gebrauchs des Mohnsaftes, erhöhete Reitzbarkeit,
Schwäche der Tonkraft, leichte Trennbarkeit der festen Theile
und schwere Heilbarkeit der Wunden, Zittern, Abmagerung des
Körpers, schläfrige Schlaflosigkeit sind den Symptomen der
Quecksilberkrankheit sehr ähnlich, und nur darinn unterscheiden
sie sich, dass die des Quecksilbers, wenn sie stark sind, Jahre
lang, oft bis zum Tode anhalten, die des Mohnsaftes aber nur
Stunden, oder Tage. Der Mohnsaft müsste sehr lange Zeit und
in übermäsig grossen Gaben gebraucht worden seyn, wenn die
Symptomen seiner Nachwirkung Wochenlang oder etwas länger
fortdauern sollten. Diese abgekürzte, in eine nicht lange Zeit
eingeschränkte Dauer der Mohnsaftnachwirkungen wird auf
diese Art das wahre Gegengift der zur fast unbegränzten Fort-
dauer geneigten Quecksilbernachwirkungen in ihrem hohen
Grade; fast nur von ihnen kann man die anhaltende, wahre
Wiederherstellung erwarten. Diese Nachwirkungen können
während der ganzen Kur ihre Heilkraft vollführen, in der Zeit
zwischen der Wiederhohlung der Mohnsaftgaben, so bald die
erste direkte Wirkung jeder Dosis vorüber ist, und wenn man
mit dem Gebrauche aufhört.

Das *Blei* erregt bei seiner anfänglichen Wirkung in den ent-
blösst liegenden (zur Muskelbewegung gehörigen?) Nerven einen
heftigen, reissenden Schmerz und erschlafft die Muskelfaser
(hiedurch?) bis zur Lähmung; sie wird blass und welk, wie Zer-
gliederung zeigt, doch mit übrig bleibender obwohl geringerer,
äusserer Empfindung. Nicht nur die Fähigkeit sich zu verkürzen
mindert sich bei der angegriffenen Faser, sondern auch die noch
mögliche Bewegung ist schwieriger, als bei ähnlichen Erschlaf-
fungen, durch fast völligen Verlust der Reitzbarkeit.[13] Diess bemerkt man jedoch nur bei der zu den natürlichen und thierischen Verrichtungen gehörigen Muskeln, bei den zu den Lebensverrichtungen gehörigen aber geht diese Wirkung ohne Schmerz
und in minderm Grade vor sich. Da hier das wechselseitige Spiel
des Systems der Blutgefässe langsamer wird (ein harter, seltner
Puls) so wird die Ursache der vom Blei verminderten Blutwärme
hiedurch einleuchtend.

Quecksilber mindert zwar ebenfalls die Attraktion der Theile
der Muskelfaser unter einander sehr wirksam, erhöhet aber ihre
Empfänglichkeit für den Reitzbarkeitsstoff bis zur Leichtbeweglichkeit. Diese Wirkung sei nun direkt oder es sei indirekte
Nachwirkung, genug sie ist sehr dauernd und daher auch in
lezterer Eigenschaft als entgegengesetzt handelnde Arznei von
wirksamen Folgen gegen die Bleikrankheit; in ersterer Eigenschaft
aber wirkt es ähnlich handelnd. Aeusserlich eingerieben, so wie
innerlich gegeben, hat das Quecksilber eine fast spezifische Kraft
gegen die Bleiübel, Mohnsaft vermehrt in seiner geraden Wirkung die Verkürzung der Muskelfaser, und mindert die Reitzbarkeit. Vermöge ersterer Eigenschaft wirkt er palliativ gegen
die Bleikrankheit, vermöge lezterer aber dauerhaft als ähnlich
wirkendes Mittel.

Aus obigem Begriffe von der Natur der Bleiübel wird man
einsehn, dass die Hülfe, die dieses behutsam zu gebrauchende

---

13   Das bei sehr grosser Menge verschluckten Bleis zuweilen erfolgen-
       de konvulsivische Erbrechen, und der ruhrartige Durchlauf, muss
       nach andern Grundsätzen erklärt werden und gehört eben so
       wenig hieher, als die Brechen erregende Eigenschaft des in zu
       grosser Menge genommenen Mohnsaftes.

Metall (Blei) in Krankheiten geleistet hat, blos auf einer entgegengesetzten (nicht hieher gehörenden) obgleich ungemein anhaltenden Wirkung beruht.

Die wahre Natur der Wirkung des *Arseniks* ist noch nicht
genau untersucht. So viel habe ich selbst erfahren, dass er sehr
geneigt ist, jenen Krampf in den Blutgefässen und die Erschüt-
terung in den Nerven zu erregen, die man Fieberschauder nennt.
Braucht man ihn in etwas starker Gabe (zu $^1/_3$ $^1/_6$ Gran) für einen
Erwachsenen, dann wird dieser Schauder sehr merklich. Diese
Neigung macht ihn zu einem sehr kräftigen Mittel als ähnlich
wirkende Arznei gegen Wechselfieber und zwar um desto mehr,
da er die von mir bemerkte Kraft besitzt, einen täglich wiederkehrenden, obgleich immer schwächern Paroxysm zu erregen,
wenn man auch mit seinem Gebrauche inne hält. In typischen
Krankheiten aller Art (im periodischen Kopfweh, u.s.w.) wird
diese Typus erzeugende Eigenschaft des Arseniks in kleinen
Gaben ($^1/_{10}$ bis höchstens $^1/_6$ Gran in Auflösung) schätzbar und
wird unsern vielleicht noch kühnern, noch aufmerksamern, und
noch behutsamern Nachkommen, wie mir ahndet, unschätzbar
werden.[14] – (Da seine Wirksamkeit auf mehrere Tage geht, so
sammeln sich öftere, obgleich noch so kleine Gaben zu einer
ungeheuren, gefährlichen Gabe im Körper an. Findet man daher
nöthig, täglich einmahl ihn zu verordnen, so müssen alle folgenden Gaben immer wenigstens ein Drittel kleiner seyn, als die
vorhergehende. Aber besser thut man, wenn man kurze Typen,
etwa von zwei Tagen Zwischenzeit zu bestreiten hat, immer nur
für einen Paroxysm eine Gabe zu verordnen, zwei Stunden
vorher, und den folgenden Anfall überzuschlagen und nichts
vom Arsenik dafür zu geben; nur erst etwa zwei Stunden vor
dem dritten Anfalle. Am besten thut man, diess selbst gegen
viertägige Fieber so zu machen, und nur erst gegen die Reihe
der zwischen liegenden Paroxysmen zu verfahren, wenn man
bei der erstern Reihe von Anfällen schon seine Absicht glücklich

14 Ich muss, mit aller Achtung gegen den Hrn. Verfasser, hier das
    Bekenntniss ablegen, dass ich mich zu dem innerlichen Gebrauch
    des Arseniks, besonders in Wechselfiebern, noch nicht verstehen
    kann. Meine Gründe werde ich nächstens mittheilen.

erreicht hat. (Bei längern Typen, z.B. sieben, neun, eilf und vierzehntägigen kann man vor jedem Anfalle Eine Gabe verordnen.) – Der fortgesetzte, in grössern Gaben gebrauchte Arsenik bewirkt allmählig einen fast immer anhaltenden Fieberzustand; er wird sich hiedurch, wie auch schon zum Theil die Erfahrung gelehrt hat, in hektischen und remittirenden Fiebern, als ähnlich wirkendes Mittel hülfreich erzeugen, in kleinen Gaben (etwa zu $^1/_{10}$ Gran). Eine solche fortgesetzte Anwendung des Arseniks aber wird immer ein Meisterstück der Kunst bleiben, da er eine grosse Neigung besitzt, die Lebenswärme und den Ton der Muskelfaser zu mindern. (Daher die Lähmungen von seinem starken oder sonst langwierig unbehutsamen Gebrauche.) (Diese leztern Eigenschaften würden ihn als entgegengesetzt wirkendes Mittel in reinen Entzündungskrankheiten hülfreich machen). Den Ton der Muskelfaser mindert er, indem er das Verhältniss der gerinnbaren Lymphe im Blute und ihren Zusammenhang mindert, wie ich mich durch Aderlässe arsenikkranker Personen überzeugt habe, und zwar solcher, die vor dem Gebrauche dieser Metallsäure ein allzudichtes Blut hatten. Doch nicht nur die Lebenswärme, und den Ton der Muskelfaser verringert er, sondern sogar, wie ich mich überzeugt zu haben glaube, die Empfindlichkeit der Nerven. (So macht er Rasenden mit straffer Fiber und allzu substantiösen Blute schon in einer einzigen kleinen Gabe ruhigen Schlaf, wo alle andre Mittel fehlschlagen, als entgegengesetzt wirkendes Mittel. Mit Arsenik vergiftete Personen sind ruhiger über ihre Lage, als man erwarten sollte – so wie er überhaupt mehr durch Auslöschung der Lebenskraft und der Empfindung zu töden scheint, als durch die etwanige doch nur örtlich und in kleinem Umfange fressende, entzündende Eigenschaft. Nimmt man diesen Satz zum Grunde, so wird die schnelle Auflösung der an Arsenik verblichener Leichname, wie derer an Brande Gestorbenen, begreiflich.) – Er schwächt das absorbirende System, ein Umstand, aus welchem vielleicht dereinst eine eigne Heilkraft zu entlehnen wäre, (als ähnlich wirkendes oder als entgegengesetzt wirkendes Mittel?) der aber bei seinem anhaltenden Gebrauche immer mehr und mehr Zurückhaltung einflössen muss. – Eben diess muss ich über seine besondre Kraft erinnern, die Reitzbarkeit der Faser, vorzüglich, des Systems der Lebensverrichtungen zu erhöhen, daher Husten, und eben daher die gedachten chronisch fieberhaften Bewegungen.

Es ist selten, wenn der Arsenik in etwas grössern Gaben und anhaltend gebraucht wird, dass er nicht, vorzüglich wenn schweisstreibende Mittel und eine erhitzende Lebensordnung gebraucht wird, eine Art etwas langwierigen Hautausschlags (wenigstens Hautabschuppung) erregen sollte. Diese Neigung macht ihn hülfreich bei den Aerzten der Hindoos gegen das fürchterliche Hautübel, die Elephantiasis. Ob auch in der Pellagra? – Sollte er wirklich (wie man sagt) in der Wasserscheu Dienste leisten, so würde er vermöge seiner Eigenschaft (den Einfluss der Nervenkraft auf) die Attraktion der Theile der Muskelfaser, und den Ton derselben, so wie die Empfindung der Nerven zu mindern, das ist, durch entgegengesetzte Kraft wirken. – Er erregt empfindliche, anhaltende Gelenkschmerzen, wie ich sahe. Ich will nicht entscheiden, wie man sich dieser Eigenschaft als eines Heilmittels bedienen könnte.

Was die Arsenikkrankheit, die Bleikrankheit und die Quecksilberkrankheit auf einander für Einfluss haben, und wie eine durch die andre gehoben werden könne, wird die Zukunft genauer entscheiden.

Sollten die Zufälle vom langwierigen Gebrauch des Arseniks drohend werden, so wird (ausser der Anwendung der Schwefelleberluft in Getränken und Bädern, um das noch in Substanz gegenwärtige Metall zu tilgen) der freie Gebrauch des Mohnsafts auf die Art, wie gegen die Quecksilberkrankheit (siehe oben) hülfreich seyn.

Ich gehe wieder zu den Gewächsen über und zwar zu einer Pflanze, die an heftiger und anhaltender Wirkung den mineralischen Giften an die Seite gesetzt zu werden verdient, ich meine den *Beereibenbaum (Taxus baccata)*. Die von ihm genommenen Theile, vorzüglich die Rinde des schon geblüheten Baumes muss Behutsamkeit bei ihrem Gebrauche einflössen; die zuweilen erst mehrere Wochen nach der lezten Gabe erfolgenden Hautausschläge oft mit Zeichen brandiger Auflösung der Faser, der zuweilen plötzlich, zuweilen erst mehrere Wochen nach der lezten Gabe unter brandigen Zufällen erfolgende Tod, u.s.w. lehren diess. – Sie erregt, wie es scheint, eine gewisse Schärfe in allen flüssigen Theilen, und eine Verdichtung der Lymphe, die Gefässe und Fasern werden gereizt, und doch ihre Verrichtung eher erschwert, als erleichtert. Die kleinen, mit Stuhlzwang begleiteten Leibesöffnungen, die Harnstrenge, der zähe, salzige, brennende Speichel, die zähen stinkenden Schweisse, der Husten, die fliegenden empfindlichen Schmerzen in den Gliedern nach dem Schweisse, das Podagra, der entzündsartige Rothlauf, die Hautpusteln, das Jucken der Haut und die Röthe da, wo die Drüsen darunter liegen, die künstliche Gelbsucht, die Schauder, das anhaltende Fieber u.s.w., die sie zuwege bringt, sind Zeugen hievon. Doch sind die Beobachtungen noch nicht genau genug, dass man unterscheiden könnte, welches die erste gerade Wirkung, welches die Nachwirkung sei. Die direckte Wirkung scheint ziemlich lang anzuhalten. Ein schlaffer, reitzloser, von Lebenskraft zum Theil beraubter Zustand der Faser und der Gefässe, vorzüglich derer, die zum absorbirenden System gehören, scheint die Nachwirkung zu seyn. Daher die Schweisse, der Speichelfluss, der wässerige häufige Harn, die Blutflüsse (eine Auflösung des rothen Blutkuchens) und nach grossen Gaben, oder allzu lang fortgesetztem Gebrauche, die Wassersucht, die hartnäckige Gelbsucht, die Petechien, die brandige Auflösung der Säfte. In behutsamen, allmählig erhöheten Gaben gebraucht, mag sie wohl, wie auch schon zum Theil die Erfahrung gelehrt hat, in einer ähnlichen Verderbniss der Säfte und in einem ähnlichen Zustande der festen Theile, mit einem Worte, in ähnlichen krankhaften Beschwerden, als diess Gewächs erzeugt, mit bleibenden Nutzen angewendet werden können: In der Verhärtung der Leber, Gelbsucht und Drüsengeschwülsten bei straffer Fiber, in langwierigen Katarrhen, Blasenkatarrh (der Ruhr, der Harnstrenge, Geschwülsten, mit straffer Faser verbunden?) in der Amennorrhöe von straffer Faser. (Ihrer langdauernden direkten Wirkung wegen, mag sie wohl als entgegengesetzt wirkendes Mittel zuweilen bleibende Dienste leisten, in der Rachitis, der Amenorrhöe bei Schlaffheit, u.s.w. Doch diess gehört nicht hieher).

Der *Napellsturmhut (Aconitum Napellus)* erregt knebelnde, auch empfindlich reissende Schmerzen in den Gliedmasen, in

der Brust, in den Kinnhacken; er ist ein Hauptmittel in Gliederschmerzen aller Art, er wird in chronischen Zahnschmerzen
rheumatischer Art, in dem falschen Seitenstiche, dem Gesichts-
schmerze und den Folgen von Einpflanzung menschlicher Zähne
hülfreich seyn. Er erregt kältenden Magendruck, Hinterkopf-
schmerzen, Stechen in den Nieren, äusserst schmerzhafte Augen-
entzündung, schneidende Schmerzen in der Zunge; der praktische Arzt wird diese künstlichen Krankheiten in ähnlichen natürlichen anzuwenden wissen. – Hauptsächlich ist er geartet,
Schwindel, Ohnmachten, Schwächen, Schlagflüsse, und transito-
rische Lähmungen, allgemeine und Partiallähmungen, Hemiple-
gie, Lähmungen einzelner Gliedmasen, der Zunge, des Afters,
der Blase, Verdunkelung des Gesichts und temporelle Blindheit,
Ohrenklingen zu erregen und eben so hülfreich ist er in allgemeinen und Partiallähmungen der genannten Theile, wie die
Erfahrung schon zum grössten Theile bewiesen hat – er hat als
ähnlich wirkendes Mittel Harnunaufhaltsamkeit, Zungenlähmung
und schwarzen Staar schon in mehrern Fällen besiegt, so wie
Lähmungen der Gliedmasen. In heilbaren Marasmen und Parti-
alatrophien wird er, als ähnliche Krankheitszufälle erzeugendes
Mittel, gewiss mehr wirken, als alle übrigen bekannten Heilmittel.
Auch hat man schon glückliche Fälle dieser Art. – Fast eben so
spezifisch erzeugt er Konvulsionen, allgemeine sowohl als parti-
elle, der Gesichtsmuskeln, einseitiger Lippenmuskeln, einseitiger
Halsmuskeln, der Augenmuskeln; in allen diesen leztern wird
er sich wirksam erweisen, so wie er auch schon Fallsuchten geheilt hat. – Er erregt Engbrüstigkeit; wie wollte man sich wundern, dass er mehrmahls verschiedne Engbrüstigkeiten gehoben
hat? – Er erregt Jucken, Kriebeln in der Haut, Abschuppung,
röthlichen Ausschlag und ist deshalb in schlimmen Hautübeln
und Geschwüren so hülfreich. Seine angebliche Wirksamkeit
gegen die hartnäckigsten venerischen Beschwerden war wohl
nur gegen die Symptomen des dagegen gebrauchten Quecksilbers
gerichtet, wie die Umstände darthun. Indess ist es schätzbar zu
wissen, dass der Napellsturmhut als ein Schmerzen, Hautübel,
Geschwülste, und Reitzbarkeit erregendes, mit einem Worte, als
ähnliches Mittel die ähnliche Quecksilberkrankheit sehr mächtig
besiegt, und den Vorzug vor Mohnsaft besitzt, keine anhaltende

Schwächung zu hinterlassen. – Zuweilen bringt er die Empfindung um den Nabel hervor, als wenn von da eine Kugel in die Höhe stiege und im obern und hintern Theile des Kopfs eine Kälte verbreitete; diess giebt Anleitung, ihn in ähnlichen Fällen von Hysterie zu versuchen. In der Nachwirkung scheint die anfängliche Kälte im Kopfe in eine brennende Empfindung überzugehn. – Man bemerkt in der anfänglichen Wirkung allgemeine Kälte, langsamen Puls, Harnverhaltung, Manie – in der nachgehenden aber einen aussetzenden, kleinen, geschwinden Puls, allgemeinen Schweiss, Harnfluss, Durchlauf, unwillkürlichen Stuhlabgang, Schlaftrunkenheit. – (Wie mehrere in ihrer direkten Wirkung kältende Pflanzen, löset er Drüsengeschwülste auf). – Die Manie, die er erzeugt, ist ein mit Verzweiflung abwechselnder Frohsinn; er wird als ähnlich wirkendes Mittel Manien dieser Art besiegen können. – Die gewöhnliche Dauer seiner Wirksamkeit ist sieben bis acht Stunden – schwierige Fälle von allzu grossen Gaben ausgenommen.

Die *Schwarzchristwurzel (Helleborus niger)* macht unter fortgesetztem Gebrauche beschwerliche Kopfschmerzen (daher wohl ihre Kraft in einigen Gemüthkrankheiten auch im chronischen Kopfschmerze), und ein Fieber; daher ihre Kraft, Quartanfieber zu heilen und eben daher zum Theil ihre Kraft in Wassersuchten, deren schlimmere Gattungen immer mit einem remittirenden Fieber vergesellschaftet sind und worinn sie mit Beihülfe ihrer (wer sagt, ob in der direkten, oder in der Nachwirkung, wie ich vermuthe, befindlichen?) Harn treibenden Kraft so hülfreich ist. (Leztere ist verwandt mit jener Eigenheit derselben, die Blutgefässe des Unterleibes, des Afters und der Bärmutter zur Thätigkeit zu reitzen. – Die Eigenheit derselben, eine zusammenschnürende, erstickende Empfindung in der Nase zu erregen, kann Anleitung geben, sie in ähnlichen Zufällen (die ich auch bei einer Art von Gemüthskrankheit gefunden habe) zu verordnen. Ihre häufige Verwechselung mit andern Wurzeln hat uns nur diese wenigen wahren Data übrig gelassen.

Der bohrende schneidende Schmerz, den der innere Gebrauch der *Küchenschellwindblume (Anemone pratensis)* in den kränklichen Augen hervorbringt, leitete zu ihrer glücklichen Anwendung im schwarzen Staare, dem grauen Staare und der Verdunkelung der Hornhaut. Der schneidende Kopfschmerz, der von dem innern Gebrauche des aus dem destillirten Wasser krystallisirten, brennbaren Salzes erfolgt – giebt Anleitung, diese Pflanze in einem ähnlichen Falle anzuwenden. Vermuthlich deshalb hat sie einst einen Melancholischen geheilt.

Die *Nelkenwurzgaraffel (Geum urbanum)* besitzt, ausser ihrer gewürzhaften Eigenschaft, eine Uebelkeit erregende Kraft, welche immer etwas fieberähnliches im Körper hervorbringt, und daher etwa die Dienste gegen Wechselfieber leisten kann, wie Gewürze, neben der Ipekakuanhe gebraucht.

Der *Bittermandelstoff,* welcher die Arzneikraft der Kerne der *Obstkirsche (Prunus Cerasus)*, der *Traubenkirsche (Prunus Padus)*, des *Pfirschmandelbaums (Amygdalus persica)*, der bittern Abart des *Milchmandelbaums (Amygdalus communis)*, vorzüglich aber der Blätter der *Lorberkirsche (Prunus laurocerasus)* ausmacht, besitzt die besondre Eigenheit, Lebenskraft und Zusammenziehbarkeit der Muskelfaser in seiner direkten Wirkung so sehr zu erhöhen, als während der Nachwirkung beide sinken. Es erfolgt bei mäsig grossen Gaben Angst, ein besondrer Magenkrampf und andere tonische Krämpfe, Kinnbackenzwang, Erstarrung der Zunge, Opisthotonus abwechselnd mit klonischen Krämpfen mancherlei Art und verschiedner Heftigkeit in der direkten

Wirkung;[15] indess erschöpft sich der Reitzbarkeitsstoff allmählig[16] und in der Nachwirkung sinkt die, die Muskelfaser verkürzende Eigenschaft, und die Lebenskraft in eben dem Grade, als sie vorher gestiegen war. Es erfolgt Kälte, Erschlaffung, Lähmung

15   Wollte man die erste direkte Wirkung des Bittermandelstoffs, die ich durch die Phänomene von erhöheter Verkürzungsfähigkeit der Muskelfaser und Anstrengung der Lebenskraft dargestellt, deshalb ableugnen, weil in einigen Fällen ungeheurer Gaben der Tod fast augenblicklich, ohne sichtbare Reaktion der Lebenskraft oder Schmerz erfolge, so würde man eben so sehr irren, ab wenn man dem Tode durchs Schwerd allen Schmerz absprechen und leugnen wollte, dass der Schwerdstreich einen vor sich bestehenden, von dem nachgehenden Tode verschiednen Zustand ausmache. Dieser Schmerz wird eben so unendlich, obgleich vielleicht weniger als augenblicklich seyn, als die Empfindung von Angst und Qual unbeschreiblich seyn wird, die auf eine, obschon kaum eine Minute dauernde Wirkung einer sehr tödlichen Gabe Kirschlorberwassers erfolgen mag und muss. Diess beweist ein von *Madden* angeführter Fall der ungeheuren Angst in der Gegend des Magens (der Gegend des vermuthlichen Hauptorgans der Lebenskraft) eines binnen etlichen Minuten von einer grossen Gabe Lorberkirschwasser Getödeten. Dass in dieser Kürze der Zeit nicht die ganze Reihe von Phänomenen, die nach einer untödlichen Gabe erfolgen, zum Vorschein kommen kann, ist leicht begreiflich, so wahrscheinlich es ist, dass ähnliche Veränderungen und Eindrücke auf die thierische Haushaltung in dieser kurzen Zeit (bis einige Augenblicke vor dem Tode, d.i. die einige Augenblicke dauernde indirekte Nachwirkung) im wesentlichen vor sich gehen werden, als ich oben von der direkten Wirkung aus der Natur angegeben habe – so sieht man wohl die elektrischen Erscheinungen, wenn man sie allmählig vor den Augen vorüber führen kann, aber in dem dicht vor uns niederströmenden Blitze weiss man nicht recht, was man gesehn oder gehört hat.

16   Eine kleine Eidechse (Lacerta agilis) die sich in verdünntem Lorberkirschwasser eine Minute lang ziemlich schnell bewegt hatte, legte ich in konzentrirtes vor sich bereitetes Kirschlorberwasser. Sogleich wurden ihre Bewegungen so unendlich geschwind, dass man sie kaum mit Augen beobachten konnte etliche Sekunden lang; dann geschahen zwei oder drei langsame Zuckungen, und nun war alle Bewegung weg, sie war tod.

– welches aber ebenfalls bald wieder vorüber geht.

(Man hat hie und da das Kirschlorberwasser bei Magen und Körperschwäche als Analeptikum, das ist, als entgegengesetzt wirkendes Palliativ, wie leicht begreiflich, mit schlechtem Erfolge, als Hausmittel gebraucht. Lähmungen und Schlagfluss war der Ausgang).

Merkwürdiger und eigentlicher für uns gehörig ist die Heilkraft seiner direkten Wirkung (die eine Art von Fieberparoxysm darstellt) gegen Wechselfieber, vorzüglich, wenn ich recht sehe, gegen die wegen einer allzu thätigen Verkürzungsfähigkeit der Muskelfaser für die Rinde allein unheilbaren Wechselfieber. Eben so hülfreich ist das schwarze Kirschwasser oft bei Zuckungen der Kinder gewesen. – Als ähnlich wirkendes Mittel wird das Lorberkirschwasser in Krankheiten von allzu straffer Faser, oder wo überhaupt die Zusammenziehbarkeit der Muskelfaser ihre Erschlaffungsfähigkeit bei weitem übersteigt in der Hundswuth, im Tetanus, der krampfhaften Verschliessung des Gallausführungskanals und ähnlichen tonischen Krämpfen, in einigen Manien u.s.w. sich hülfreich erweisen[17], wie auch einige Erfahrungen zeigen. – In eigentlichen Entzündungskrankheiten verdient es gleichfals Aufmerksamkeit, wo es wenigstens zum Theil als ähnlich wirkendes Mittel handeln wird. Liegt die vom Bittermandelstoff beobachtete Harn treibende Kraft in seiner indirekten Nachwirkung, so hat man in Wassersuchten mit chronisch entzündlicher Beschaffenheit des Blutes sich viel von ihm zu versprechen.

Die Kraft der Rinde der *Traubenkirsche (Prunus Padus)* gegen Wechselfieber beruht nicht weniger auf dem darinn enthaltnen Bittermandelstoffe, mittelst dessen sie als ähnlich wirkendes Mittel handelt.

Vom *Rundblattsonnenthau (Drosera rotundifolia)* wissen wir nichts gewisses weiter, als dass er Husten erregt, und daher im

---

17 Tonische (und klonische) Krämpfe ohne Entzündung des Blutes, und wo das Bewusstseyn nicht sonderlich leidet, scheinen der eigentlichste Wirkungskreis des Bittermandelstoffs zu seyn, da er meines Wissens selbst in der direkten Wirkung die Lebenswärme nicht erhöhet und das Empfindungssystem unangegriffen lässt.

feuchten Katarrhalhusten so wie in der Influenza mit Nutzen gebraucht worden ist.

Das Heilprinzip in den Blumen und andern Theilen des *Schwarzholders (Sambucus nigra)* (und Attichholders?) scheint in seiner anfänglichen direkten Wirkung, die Verkürzungsfähigkeit, der vorzüglich den natürlichen und Lebensverrichtungen zugehörigen, Muskelfaser und die Blutwärme zu erhöhen, in seiner indirekten Nachwirkung aber diese Kraft der Muskelfaser herabzustimmen, die Wärme zu mindern, die Lebensthätigkeit abzuspannen (und wohl selbst die Empfindung zu mindern). Verhält sich dies so, wie mich dünkt, so werden sie, was sie in dem tonischen Krampfe der feinsten Enden der Arterien bei Erkältungskrankheiten. Katarrhen, dem Rothlaufe gutes ausrichten, als ähnlich wirkendes Mittel thun. Sollten die Holderarten nicht selbst flüchtige rosenartige Entzündungen erregen können?

Verschiedne für giftig gehaltene Arten des *Sumach,* z.B. *Rhus radicans,* scheinen eine spezifische Neigung zu besitzen, rosenartige Hautentzündungen, und Hautausschläge hervorzubringen. Sollte er nicht wirksam im chronischen Rothlauf und den schlimmsten Hautkrankheiten seyn? Der zu weit gehenden Wirkung desselben setzt der Schwarzholder (als ähnlich wirkendes Mittel?) Gränzen.

Der *Kampher* mindert in grössern Gaben die Empfindung im ganzen Nervensystem; der Einfluss der (wenn ich mich des etwas groben Ausdrucks bedienen darf) gleichsam erstarrten Lebensgeister auf Sinnen und Bewegung wird gehemmt. Es entsteht eine Kongestion im Gehirne, eine Umnebelung, ein Schwindel, eine Unvermögenheit die Muskeln nach Willkühr zu regieren, eine Unvermögenheit zu denken, zu empfinden, sich zu erinnern. Die Zusammenziehungsfähigkeit der Muskelfasern, vorzüglich der zu den natürlichen und den Lebensverrichtungen gehörigem scheint bis zur Lähmung herabzusinken, die Reitzbarkeit sinkt in gleichem Grade, vorzüglich die der äussersten Enden[18] der Blutgefässe; weniger die der grössern Schlagadern, noch weniger

18 Auf diese scheint die Nervenkraft und ihr Zustand den meisten Einfluss zu haben, weniger auf die grössern Gefässe, am wenigstens auf das Herz.

die des Herzes. Es entsteht Kälte der äussern Theile, kleiner, harter, allmählig langsamerer Puls, und wegen des verschiednen Zustands des Herzens gegen den der äussersten Enden der Blutgefässe – Angst, kalter Schweiss. Jene Verfassung der Faser erzeugt eine Unbeweglichkeit z.B. der Kinnbackenmuskeln, des Afters, der Halsmuskeln, die das Ansehn eines tonischen Krampfes annimmt. Es entsteht tiefer, langsamer Odem, Ohnmacht.[19] Während dem Uebergange in die Nachwirkung erfolgen Konvulsionen, Wahnsinn, Erbrechen, Zittern. – In der indirekten Nachwirkung selbst beginnt zuerst die erwachende Empfindung und, wenn ich so sagen darf, Beweglichkeit des vorhin erstarrten Nervengeistes, die fast erloschene Beweglichkeit in den äussersten Arterienenden hebet sich, das Herz siegt über den bisherigen Widerstand. Die vorher langsamen Pulsschläge nehmen an Zahl und Grösse zu, das Spiel des Blutsystems gelangt zu seinem vorigen Standpunkte, oder kömmt in einigen Fällen (von grössern Kamphergaben, von Plethora u.s.w.) wohl noch drüber – es entsteht geschwinderer, vollerer Puls. Je bewegungsloser vorher die Blutgefässe gewesen, desto leicht beweglicher werden sie nun; es entsteht vermehrte Wärme über den ganzen Körper, auch wohl Röthe und gleichförmige, zuweilen reichliche Ausdünstung. Der ganze Auftritt ist in 6, 8, 10, 12, höchstens 24 Stunden geendigt. Unter allen Muskelfasern kehrt die Leichtbeweglichkeit des Darmkanals am spätesten zurück. – In allen Fällen, wo die Verkürzungsfähigkeit der Muskelfaser über die Erschlaffungsfähigkeit ein merkliches Uebergewicht hat, schafft der Kampher als entgegengesetzt wirkendes Mittel schnelle aber nur palliative Hülfe, in einigen Manien, in örtlichen und allgemeinen Entzündungen, reiner, rheumatischer und erisipelatöser Art, und in Erkältungskrankheiten.

Da im bösartigen reinen Nervenfieber das System der Muskelfasern das Empfindungssystem, und die gesunkene Lebenskraft

---

19 Ein Beweiss nach *Carminati,* dass der Kampher nichts weniger als die Reitzbarkeit auslöscht, sondern nur so lange suspendirt, als die Muskeln in der Abhängigkeit von dem erstarrten Nervenzustande bleiben – ist, dass, wenn schon alle Empfindung vom Kampher erloschen ist, das ausgeschnittene Herz nun noch um desto stärker zu schlagen fortfährt, Stunden lang.

etwas ähnliches mit der direkten, anfänglichen Wirkung des Kamphers hat, so wirkt er als ähnlich wirkendes Mittel, das ist, dauerhaft und hülfreich. Nur müssen die Gaben zwar hinlänglich gross, das ist, bis zur Erscheinung einer fast noch grössern Unempfindlichkeit und Mattigkeit, doch selten, nur etwa aller 36 bis 43 Stunden (wo nöthig) gegeben werden.

Hebt der Kampher wirklich die Strangurie von Kanthariden, so thut er es als ähnlich wirkendes Mittel; denn auch er bewirkt Strangurie. Die schlimmen Zufälle von drastischen Purganzen nimmt er theils als Empfindung hemmendes und Fasern erschlaffendes (folglich entgegengesetztes, palliatives, hier zulängliches) Mittel hinweg. Bei den schlimmen Nachwirkungen der Squille, wenn sie chronisch sind – ein allzu leicht erregbares Spiel der Verkürzungs- und Erschlaffungsfähigkeit der Muskelfaser, – handelt er nur palliativ und minder wirksam, wenn man die Gaben nicht häufig wiederhohlt. Eben so gegen die chronischen Zufälle vom Quecksilbermisbrauche. – Als ähnlich wirkendes Mittel und kräftig hilft er in dem lang anhaltenden Frostschauer ausgearteter (soporöser) Wechselfieber zur Unterstützung der Rinde. – Epilepsie und Konvulsionen, welche erschlaffte, der Reizbarkeit beraubte Faser zum Grunde haben, werden kräftig von der ähnlichen Wirkung des Kamphers gehoben. (Er ist ein bekanntes Gegenmittel grosser Gaben Mohnsaft, wogegen er grösstentheils entgegengesetzt palliativ, aber da der ganze Zufall transitorisch ist, doch hinreichend wirkt.) Eben so ist Mohnsaft ein wirksames Gegengift grosser Gaben Kampher, wie ich erfahren. Jener hebt die durch leztern gesunkene Lebenskraft und verlöschende Lebenswärme entgegengesetzt, aber hier zureichend. Ein sonderbares Phänomen ist die Wirkung des Kaffees bei der direkten Wirkung grosser Gaben Kampher; er macht die erstarrte Reizbarkeit des Magens krampfhaft beweglich, es entsteht konvulsivisches Erbrechen, oder im Klystiere schnelle Ausleerung, aber weder die Lebenskraft hebt sich, noch wird der betäubte Zustand der Nerven freier, eher noch betäubter; wie mir deucht erfahren zu haben. Da des Kamphers auffallendste direkte Wirkung auf die Nerven darinn besteht, dass alle Leidenschaften gleichsam einschlafen, und eine völlige Gleichgültigkeit gegen äussere, auch noch so interessante Dinge entsteht, wie ich erfahren habe, so wird er als ähnlich wirkendes Mittel in Manien hülfreich seyn, deren Hauptsymptom Gleichgültigkeit ist mit unterdrückten, langsamen Pulse und zusammengezogener Pupille – auch wohl, nach *Auenbrugger,* aufwärts gezognen Hoden. In Manien jeder Art ihn zu brauchen, ist zweckwidrig. Beim innern Gebrauche hebt wohl der Kampher temporelle allgemeine und lokale Entzündungen, auch wohl chronische auf etliche Stunden, aber die Gaben müssten gegen erstere sehr schnell wiederhohlt werden, wenn etwas Beträchtliches damit ausgerichtet werden sollte, d.i. immer wieder, ehe die Nachwirkung erscheint. Denn in der Nachwirkung verstärkt der Kampher die Neigung zu erneuerter Entzündung nur desto mehr, macht sie chronisch und disponirt den Körper vorzüglich zu katarrhalischen und Verkältungskrankheiten. Beim äussern fortgesetzten Gebrauche kann er mehr leisten, und seine nachgängigen Nachtheile kann man hier auf andre Art wieder gut machen.

Die Gönner neuer Arzneien begehen gewöhnlich den Fehler, die widrigen Phänomene der von ihnen in Schutz genommenen Arzneien, ganz wider den Zweck, sorgfältig zu verheelen.[20] Wäre diese Verheimlichung nicht, so könnten wir, z.B. nach den krankhaften Wirkungen, die die Rinde des *Rosskestenäschels (Aesculus Hippocastanum)* erregen mag, ihre Arzneikräfte würdigen, und einsehen, ob sie z.B. dem reinen Wechselfieber oder den Abarten desselben gewachsen sei, und welchen? Das einzige Phänomen, was wir von ihr kennen, ist, dass sie eine die Brust zusammenschnürende Empfindung hervor bringt; in der (periodisch) krampfhaften Engbrüstigkeit wird sie deshalb hülfreich befunden werden.

Die eignen Symptomen, die die *Kermesphytolacke* bei Menschen erregt, sind werth, genau beschrieben zu werden. Sie ist gewiss eine sehr arzneiliche Pflanze. Bei Thieren erregt sie Hu-

20 So liest man oft, dass die oder jene für sehr kräftig gehaltene Arzneisubstanz so und soviel hundert Kranke von den schwierigsten Krankheiten befreit haben soll, ohne die mindesten übeln Zufälle zu erregen. Hat das leztere seine Richtigkeit, so kann man auf die völlige Unkräftigkeit der Droque einen sichern Schluss machen. Je bedenklicher aber die von ihr erregten Zufälle sind, desto schätzbarer wird sie für den Kenner.

sten, Zittern, Konvulsionen.

Da die Rinde der *Weissrüster (Ulmus campestris)* bei ihrem[21] *anfänglichen* innern Gebrauche die Hautausschläge vermehrt, so ist es mehr als wahrscheinlich, dass sie Neigung hat, dergleichen auch vor sich zu bewirken, folglich auch hülfreich dagegen seyn, wie auch die Erfahrung hinlänglich bestätigt.

Der Saft der *Hanfblätter (Cannabis sativa)* ist dem Anscheine nach ein dem Mohnsaft ähnliches Narkotikum. Doch diess scheint nur so, bei den unvollkommnen Nachrichten, die wir von seinen krankhaften Wirkungen haben. Ich müsste mich sehr irren, wenn er nicht Verschiedenheiten hätte, die ihm besondre Arzneikräfte anweisen werden, wenn sie bekannt sind. Er macht Gesichtsverdunkelungen und in dem Wahnsinn, den er erregt, mancherlei, gewöhnlich angenehme, Erscheinungen.

Es scheint, als wenn der *Safran (Crocus sativus)* in seiner direkten Wirkung den Blutlauf und die Lebenswärme mindere; man hat langsamern Puls, Gesichtsblässe, Schwindel, Ermattung bemerkt. In diesen Zeitpunkt fällt vermuthlich die zuweilen von ihm beobachtete Erregung von Traurigkeit, die Kopfschmerzen und erst in den zweiten Zeitpunkt (die indirekte Nachwirkung) fällt wahrscheinlich die unsinnige ausgelassene Lustigkeit, die Betäubung der Sinnen, die Erhebung der Schlagadern, und die Hitze, welche er erregt, zulezt die davon beobachteten Blutflüsse. Er mag aus dieser Ursache wohl gehemmte Blutausleerungen wiederherstellen, als ähnlich wirkendes Mittel, indem seine Blutlauferhebende Kraft erst in die Nachwirkung fällt, folglich in der direkten Wirkung das Gegentheil statt finden muss. – Man hat ihn im Schwindel, und Kopfweh bei langsamen Pulse als ähnlich wirkendes Mittel dienlich gefunden. – In einigen Arten von Melancholie mit trägem Blutlaufe und bei Amenorrhöe scheint er ebenfalls als ähnlich wirkendes Mittel Dienste

21 Will man eine günstige Induktion aus den ein Uebel verschlimmernden Wirkungen einer Droque ziehen, so muss diese Verschlimmerung gleich zu Anfange ihres Gebrauchs, das ist, in ihrer direkten Wirkung entstehen, nur dann kann man sie für gleichwirkend hülfreich halten. Die so häufigen nachgängigen (in der indirekten Nachwirkung) erfolgenden Krankheitserhöhungen beweisen das Gegentheil bei übel angepasseten Mitteln.

zu leisten. – Er hat mit Schlagfluss (in seiner direkten Wirkung) getödet und in gleichen Zufällen (vermuthlich bei schlaffen Körpern) will man ihn hülfreich befunden haben. Die Zufälle von seiner Nachwirkung deuten auf eine stark erregte Reitzbarkeit der Faser; deshalb mag er wohl so leicht Hysterie erregen.

Der *Taumellolch (Lolium temulentum)* ist eine so kräftige Pflanze, dass, wer die krankhaften Symptome kennt, die sie erregt, dem Zeitalter Glück wünschen muss, wo man sie zum Heil der Menschen anzuwenden gelernt haben wird. Die Hauptzufälle der direkten Wirkung der Samen sind tonischscheinende Krämpfe (eine Art von Unbeweglichkeit), mit Erschlaffung der Faser und Hemmung der Lebensgeister – grosse Angst, Ermattung, Kälte, Zusammenziehen des Magens, Engbrüstigkeit, beschwerliches Schlingen, Steifigkeit der Zunge, drückender Kopfschmerz und Schwindel (beide halten so lange an, als von keiner bekannten Substanz erfahren worden, im höchsten Grade, mehrere Tage) Ohrensausen, Schlaflosigkeit, Sinnlosigkeit, oder Schwäche der äussern Sinne, rothes Gesicht, starre Augen, Funkeln vor den Augen. Während dem Uebergange in die Nachwirkung werden die Krämpfe klonisch, es entsteht Stottern, Zittern, Erbrechen, häufiger Harnabgang, und (kalter) Schweiss, (Hautausschläge, Geschwüre auf der Haut?) Gähnen (andre Krämpfe), geschwächtes Gesicht, langer Schlaf. – In der Praxis kommen Fälle von der hartnäckigsten Art Schwindel, und Cephaläa vor; Fälle, die wir ihrer Unheilbarkeit wegen zu verlassen pflegen. Für die schwierigsten Fälle dieser Art scheint der Taumellulchsaamen geschaffen zu seyn; vermuthlich auch für Blödsinnigkeit, dem Skandal der Arzneikunst. – Für Taubheit und Amaurosis kann man auch etwas von ihm erwarten.

Die *Meerzwiebel (Scilla maritima)* scheint eine im Körper sehr lang anhaltende Schärfe zu besitzen, deren Handlungsart ich, aus Mangel genauer Nachrichten, nicht genau in direkte Wirkung und indirekte Nachwirkung abtheilen kann. Diese Schärfe, deucht mir, besitzt eine sehr dauerhafte Neigung, die Capacität des Blutes zum Wärmestoffe zu mindern, und daher den Körper in eine langwierige Geneigtheit zu chronischer Entzündung zu setzen. Ob man diese Kraft zum Guten lenken könne, so wie sie bisher blos eine Klippe bei dem Gebrauche dieser Droque gewesen, kann ich wegen Dunkelheit des Gegenstandes nicht sagen. Da jedoch diese Kraft gewiss ihre Gränzen hat, wenigstens anfänglich nur akut inflammatorisch wirkt, und hintennach nur die chronischentzündliche Eigenschaft schleichender Art, vorzüglich erst nach langwierigem Gebrauche zurücklässt, so scheint sie mir auch mehr in reinen Entzündungen und straffer Faser, wenn sonst ihr Gebrauch nöthig ist, als bei kalter oder hektisch entzündlicher Beschaffenheit der Säfte und leicht beweglicher Faser angezeigt zu seyn. Die unvergleichliche Hülfe der Meerzwiebel in der Lungenentzündung, und die ungemeine Schädlichkeit ihres *fortgesetzten* Gebrauchs in chronischer geschwürigen Lungensucht, so wie in der schleimigen Lungensucht beweisen diess zur Gnüge; von palliativen Erleichterungen ist hier die Rede nicht. Diese Schärfe setzt die Schleimdrüsen in Stand, einen dünnen Schleim, statt des zähern auszuarbeiten, wie jede mäsig inflammatorische Diathesis zu thun pflegt. – Die Meerzwiebel erregt in hoher Gabe Strangurie; es wird hieraus deutlich, dass sie in der zurückgehaltnen Harnabscheidung bei einigen Arten Wassersucht sehr hülfreich zur Harnabsonderung seyn müsse, wie die tägliche Erfahrung lehrt. Schnelle, akute Wassergeschwülste scheinen ihr vorzüglichster Wirkungskreis. – Sie hat Arten von Kitzelhusten gehoben, weil sie selbst vor sich Husten erregt.

Das unvergleichliche Heilmittel, die *Weissniesswurzel (Veratrum album)* bringt die giftigsten Wirkungen hervor, welche dem nach Vollkommenheit strebenden Arzte Behutsamkeit und Hoffnung einflössen können, einige der schwierigsten Krankheitsfälle zu besiegen, die bisher gewöhnlich ohne Hülfe blieben. Sie erregt in der direkten Wirkung eine Art von Wahnsinn, welcher bei grössern Gaben Hoffnungslosigkeit und Verzweifelung, bei kleinern aber nur gleichgültige Dinge betrift, welche der Einbildungskraft als gegenwärtig dargestellt werden, da sie es nicht sind. Sie erregt in der direkten Wirkung a) Erhitzung des ganzen Körpers, b) Brennen in verschiednen äussern Theilen, z.B. den Schulterblättern, dem Gesichte, dem Kopfe; c) Hautentzündung und Auftreibung des Gesichts zuweilen (in grössern Gaben) über den ganzen Körper; d) Hautausschläge, Abschuppung der Haut; e) eine kriebelnde Empfindung in den Händen und Fingern, tonische Krämpfe f) Zusammenschnürung des Schlundes, der

Kehle, Erstickungsempfindung g) Erstarrung der Zunge, zähen Schleim im Munde; h) Zusammenschnürung der Brust; i) pleuritische Zufälle; k) Spannkrampf in den Waden; l) eine ängstliche (fressende?) Empfindung im Magen, Uebelkeit; m) Bauchgrimmen, und schneidende Schmerzen hie und da in den Gedärmen; n) allgemeine grosse Angst; o) Schwindel; p) Kopfweh (Hauptverwirrung); q) heftigen Durst. Beim Uebergange in die indirekte Nachwirkung löset sich der tonische Krampf in klonischen auf; es entsteht r) Zittern; s) (Stottern); ss) Verdrehung der Augen; t) Schlucksen; u) Niesen (vom innern Gebrauche); v) Erbrechen, (in hohen Gaben schwarzes, blutiges Erbrechen); w) schmerzhafte, kleine, mit Stuhlzwang begleitete, Stuhlgänge; x) örtliche Zuckungen oder (bei hohen Gaben) allgemeine; y) kalter (in sehr hohen Gaben, blutiger) Schweiss; z) wässeriger, reichlicher Harnfluss; aa) Speichelfluss; bb) Brustauswurf; cc) allgemeine Kälte; dd) beträchtliche Schwäche; ee) Ohnmacht; ff) langer, tiefer Schlaf. – Einige der Symptomen der direkten Wirkung l) m) n) p) q) – geben Anleitung, sie im Ruhrfieber, wo nicht in der Ruhr, gelegentlich zu prüfen. Der Wahnsinn, den sie erregt, nebst einigen Symptomen der direkten Wirkung e) f) g) h) n) q) geben Anleitung, sie in der Wasserscheu mit Zuversicht eines guten Erfolgs anzuwenden. Ein Hund bekam davon eine achtminutliche, wahre Wuth. Die Alten rühmen sie in der Wasserscheu. (Im Tetanus?), in der krampfhaften Verengerung der Speiseröhre, und in der krampfhaften Engbrüstigkeit wird sie wegen f und h spezifisch gefunden werden. In chronischen Hautausschlägen wird sie, wegen c und d bleibende Dienste leisten, wie auch schon die Erfahrung bei der Fressflechte (herpes) gelehrt hat. – In sogenannten Nervenübeln wird sie, wenn straffe Fieber, oder Entzündungssymptomen zu Grunde liegen (a q) und die Symptomen im übrigen viel Aehnlichkeit mit der Nieswurzkrankheit haben, hülfreich; so in Manien dieser Art. – Ein Gastwirth auf dem Lande von fester Faser ausgearbeiteten Körper, rothen blühenden Gesicht und etwas hervorstehenden Augen bekam fast alle Morgen bald nach dem Erwachen eine ängstliche Empfindung um den Magen, welche binnen etlichen Stunden die Brust einnahm, sie beengte, zuweilen bis zum Ausbleiben des Athems, worauf nach einigen Stunden das Uebel die Gegend der Kehle einnahm und ihn zu ersticken drohte (wobei das Hinterschlingen fester und flüssiger Dinge unmöglich ward) und dann bei Sonnenuntergang auch diesen Theil verliess und blos den Kopf einnahm mit mismuthigen, verzweifelnden, trostlosen, selbstmörderischen Gedanken bis gegen zehn Uhr, da dann der Schlaf erschien mit Verschwindung aller krankhaften Symptome. Der beschriebne, der Nieswurzel eigne Wahnsinn, die straffe Fieber dieses Kranken und die Symptomen f) g) h) l) n) befahlen mir, ihm jeden Morgen drei Gran zu verordnen, welches er unter allmähliger Verschwindung *aller* Beschwerden vier Wochen lang fortsetzte; das Datum dieser seiner unglücklichen Krankheit war über vier Jahr. – Eine 35jährige Frau bekam nach vielen Fallsuchtanfällen in ihren Schwangerschaften etliche Tage nach ihrer lezten Niederkunft eine unbändige Raserei mit allgemeinen Zuckungen der Gliedmasen. Sie war schon zehn Tage mit Ausleerungen von oben und unten behandelt worden ohne Erfolg. Alle Mitternächte bekam sie ein Fieber mit grosser Unruhe, wobei sie sich alle Kleider vom Leibe riss, vorzüglich alles, was um den Hals herum war. China trieb das Fieber nur immer etliche Stunden vorwärts, und vermehrte den Durst, die Angst; der nach *Bergius* Rath gebrauchte Dicksaft vom Tollstechapfel brachte die Zuckungen bald zum Schweigen, und veranlasste vernünftige Stunden, in denen man erfuhr, dass ihre grösste Beschwerde (ausser dem Fieber) die erstickende Empfindung im Halse und in der Brust sei, ausser Schmerzen in allen Gliedern. Mehr vermochte er nicht, vielmehr stiegen bei seinem fortgesetzten Gebrauche leztere drohenden Beschwerden, das Gesicht ward aufgetrieben, die Angst unermesslich, das Fieber stärker. Brechmittel halfen nichts, Mohnsaft machte Schlaflosigkeit, vermehrte die Unruhe; der Harn war dunkelbraun, der Leib langwierig verstopft. Die hier gewiss unzweckmäsigen Aderlässe verbot noch überdiess die ungeheure Schwäche. Es kehrten Deliria zurück, auch bei dem Tollstechapfelextrakte und erneuerte Zuckungen und Fussgeschwulst. Ich gab ihr Vormittags einen halben Gran Pulver der Weissnieswurzel und Nachmittags um zwei Uhr eine gleiche Gabe. Es erschienen Deliria andrer Art, zäher Schleim im Munde; aber es erschien kein Fieber, es folgte Schlaf, und früh weisstrüber Harn. Sie war wohl, ruhig und vernünftig, grosse Schwäche abgerechnet. Die erstickende Empfindung im Halse war weg, die Gesichtsgeschwulst fiel, so wie die an den Füssen, nur erschien den Abend drauf, ohne dass sie Arznei nahm, eine verengende Empfindung in der Brust. Sie erhielt also noch einen halben Gran Nieswurzel den folgenden Nachmittag, es erfolgten kaum merkliche Deliria, ruhiger Schlaf, früh reichlicher Harnfluss und etliche kleine Stuhlgänge. Noch zwei Nachmittage bekam sie einen halben Gran Nieswurzel. Alle ihre Beschwerden waren vorüber – ihr Fieber verschwunden und ihre Schwäche gab guter Lebensordnung nach. Von einer noch plötzlicher damit geheilten Krampfkolik an einem andern Orte. – Sie hat sich als Manie und Krampf erregendes Mittel in der Besessenheit wirksam erwiesen. – In hysterischen und hypochondrischen Anfällen, denen straffe Fiber zum Grunde liegt, wird sie diensam seyn, wie sie auch zuweilen schon gewesen. Die Lungenentzündung wird ein hülfreiches Mittel an ihr finden. Ihre Wirkung ist kurz dauernd etwa auf 5, 8 höchstens 10 Stunden sammt der Nachwirkung – eingeschränkt; ausser in schweren Fällen von hohen Gaben.

Der *Sabadillsamen* macht Verstandesverwirrung und Konvulsionen und heilet dergleichen; aber die genauen Umstände sind noch nicht bekannt. Er erregt auch eine kriebelnde Empfindung durch alle Glieder, wie ich erfahren, und soll Magenschmerz und Uebelkeit bewirken.

Der *Fliegenblätterschwamm* (*Agaricus muscarius*) erregt, so weit meine Nachrichten gehen, einen trunknen, furchtlosen Wahnsinn (mit rachsüchtigen, kühnen Vorsätzen, Neigung zum Versemachen, zu Prophezeihungen u.s.w. verbunden), Erhebung der Kräfte, Zittern und Konvulsionen zur ersten direkten Wirkung, und Mattigkeit, Schlaf zur Nachwirkung. Er ist daher mit Nutzen in (von Schreck entstandener) mit Zittern verbundener Fallsucht gebraucht worden. Er wird mit seinen Wirkungen ähnliche Gemüthskrankheiten und Besessenheit heben. Seine direkte Wirkung dauert zwölf bis sechzehn Stunden.

Die *Muskatennuss* (Samenkern der *Myristica aromatica*) mindert die Reizbarkeit des ganzen Körpers, vorzüglich aber der ersten Wege sehr anhaltend. (Verstärkt sie nicht die Zusammenziehungsfähigkeit der Muskelfaser vorzüglich der ersten Wege, und mindert ihre Fähigkeit zu erschlaffen?) In grossen Gaben bringt sie eine völlige Unempfindlichkeit des Nervensystems, Stummheit, Unbeweglichkeit, Verstandlosigkeit zur ersten direkten Wirkung und Kopfschmerz und Schlaf zur Nachwirkung hervor. Sie besitzt erwärmende Eigenschaften. Sollte sie nicht im Blödsinn, mit Schlaffheit und Reitzbarkeit der ersten Wege verbunden, dienlich seyn? gegen erstere als ähnlich und gegen leztere als entgegengesetzt wirkendes Mittel? Sie soll in Lähmung des Schlundes sich dienlich erwiesen haben; vermuthlich als ähnlich wirkendes Mittel.

Die *Rhabarber* ist mehr ihrer Neigung, den Stuhlgang zu fördern, als ihrer adstringenden Kraft wegen in Diarrhöen ohne Materie selbst in den kleinsten Gaben heilsam.

Die topischen Schmerzmittel, die Kanthariden, der Senfumschlag, der geriebne Meerrettig, die Seidelbastrinde, der gequetschte Hahnefuss, die glimmenden Baumwollkegel stillen figirten Schmerz durch einen künstlich erregten Schmerz andrer Art, oft mit bleibend gutem Erfolge.

Große Erzählungen der Frühromantik

1799 schreibt Novalis seinen Heinrich von Ofterdingen und schafft mit der blauen Blume, nach der der Jüngling sich sehnt, das Symbol einer der wirkungsmächtigsten Epochen unseres Kulturkreises. Ricarda Huch wird dazu viel später bemerken: »Die blaue Blume ist aber das, was jeder sucht, ohne es selbst zu wissen, nenne man es nun Gott, Ewigkeit oder Liebe.«

Tieck Peter Lebrecht **Günderrode** Geschichte eines Braminen **Novalis** Heinrich von Ofterdingen **Schlegel** Lucinde **Jean Paul** Des Luftschiffers Giannozzo Seebuch **Novalis** Die Lehrlinge zu Sais

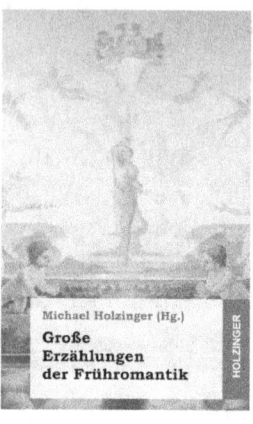

ISBN 978-1489587244, 400 Seiten, 19,80 €

Große Erzählungen der Hochromantik

Zwischen 1804 und 1815 ist Heidelberg das intellektuelle Zentrum einer Bewegung, die sich von dort aus in der Welt verbreitet. Individuelles Erleben von Idylle und Harmonie, die Innerlichkeit der Seele sind die zentralen Themen der Hochromantik als Gegenbewegung zur von der Antike inspirierten Klassik und der vernunftgetriebenen Aufklärung.

Chamisso Adelberts Fabel **Jean Paul** Des Feldpredigers Schmelzle Reise nach Flätz **Brentano** Aus der Chronika eines fahrenden Schülers **Motte Fouqué** Undine **Arnim** Isabella von Ägypten **Chamisso** Peter Schlemihls wundersame Geschichte **Hoffmann** Der Sandmann; Der goldne Topf

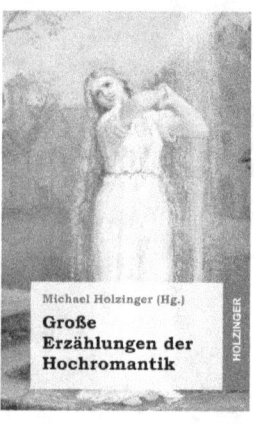

ISBN 978-1489587268, 392 Seiten, 19,80 €

Große Erzählungen der Spätromantik

Im nach dem Wiener Kongress neugeordneten Europa entsteht seit 1815 große Literatur der Sehnsucht und der Melancholie. Die Schattenseiten der menschlichen Seele, Leidenschaft und die Hinwendung zum Religiösen sind die Themen der Spätromantik.

Brentano Die drei Nüsse; Geschichte vom braven Kasperl und dem schönen Annerl **Hoffmann** Das steinerne Herz **Eichendorff** Das Marmorbild **Arnim** Die Majoratsherren **Hoffmann** Das Fräulein von Scuderi **Tieck** Die Gemälde **Hauff** Phantasien im Bremer Ratskeller; Jud Süss **Eichendorff** Viel Lärmen um Nichts; Die Glücksritter

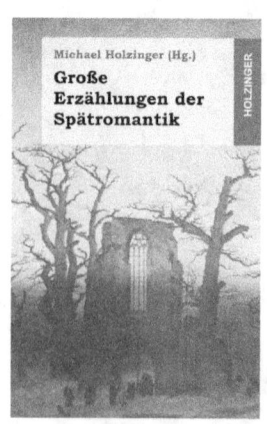

ISBN 978-1489587299, 432 Seiten, 19,80 €